合理用药指南

（第2版）

U0204107

国家卫生健康委合理用药专家委员会 组织编写

名誉主编	高　强	孙　燕		
主　编	徐兵河	马　飞		
主编秘书	李　俏			
编　委	马　飞	马斌林	王　殊	王　涛	王永胜
	王汝龙	王佳玉	王树森	王晓稼	厉红元
	冯继锋	刘　健	刘真真	刘德权	江泽飞
	孙　涛	孙　强	孙正魁	李　卉	李　青
	李大魁	李兴睿	李国辉	杨　谨	杨碎胜
	吴　炅	吴新红	佟仲生	宋尔卫	宋张骏
	张　频	张　瑾	张建国	张艳华	张清媛
	陆劲松	陈佳艺	邵志敏	欧阳取长	金　锋
	赵久达	胡夕春	袁　芃	莫钦国	徐兵河
	殷咏梅	黄元夕	梅　丹	曾晓华	廖　宁
	翟　青	滕月娥	潘跃银		

人民卫生出版社

·北京·

图书在版编目（CIP）数据

乳腺癌合理用药指南/国家卫生健康委合理用药专家委员会组织编写. —2版. —北京：人民卫生出版社，2023.10

ISBN 978-7-117-35466-0

Ⅰ. ①乳… Ⅱ. ①国… Ⅲ. ①乳腺癌－用药法－指南 Ⅳ. ①R737.905-62

中国国家版本馆 CIP 数据核字（2023）第 189723 号

人卫智网	www.ipmph.com	医学教育、学术、考试、健康，购书智慧智能综合服务平台
人卫官网	www.pmph.com	人卫官方资讯发布平台

乳腺癌合理用药指南

Ruxian'ai Heli Yongyao Zhinan

第 2 版

组织编写： 国家卫生健康委合理用药专家委员会
出版发行： 人民卫生出版社（中继线 010-59780011）
地　　址： 北京市朝阳区潘家园南里 19 号
邮　　编： 100021
E - mail： pmph @ pmph.com
购书热线： 010-59787592　010-59787584　010-65264830
印　　刷： 河北新华第一印刷有限责任公司
经　　销： 新华书店
开　　本： 850×1168　1/32　印张：9
字　　数： 199 千字
版　　次： 2019 年 2 月第 1 版　2023 年 10 月第 2 版
印　　次： 2023 年 11 月第 1 次印刷
标准书号： ISBN 978-7-117-35466-0
定　　价： 48.00 元

打击盗版举报电话：010-59787491　E-mail：WQ @ pmph.com
质量问题联系电话：010-59787234　E-mail：zhiliang @ pmph.com
数字融合服务电话：4001118166　E-mail：zengzhi @ pmph.com

前　言

　　2015年10月，中国共产党第十八届中央委员会第五次全体会议提出推进健康中国建设，健康中国被首次上升为国家战略。2016年10月，中共中央、国务院印发《"健康中国2030"规划纲要》，提出"把健康融入所有政策，加快转变健康领域发展方式，全方位、全周期维护和保障人民健康"，为实现"两个一百年"奋斗目标和中华民族伟大复兴的中国梦提供坚实健康基础。健康中国战略是广大民意在国家最高施政层面的体现，也无疑对我国的医疗卫生工作提出了更高的要求。其中针对癌症这一严重危害人类健康的恶性疾病，规划要求到2030年实现总体癌症5年生存率提高15%。广大癌症医疗工作的从业者，任重而道远。

　　既往数十年来，我国整体的医疗质量和可及性呈现显著提升的态势，医疗资源供给持续增加，重点疾病诊疗质量稳中有升，住院患者死亡率持续下降。然而在众多疾病中，癌症因其疾病负担重、防治难度大、技术要求高，依然是严重危害我国人民健康的重大疾病。目前我国癌症的整体发病率和死亡率依然呈现上升趋势，全国每年因癌症死亡人数超过170万，是我国导致死亡的首要病因。因此癌症防治形势依然十分严峻，其诊疗水平需要进一步提高。

　　为了切实加强癌症防治工作，国家卫生健康委员会等行政部门近年来积极实施多项举措，切实推进我国癌症整体诊疗水平的提高。2015年印发《中国癌症防治三年行动计划（2015—2017年）》，明确了防治目标，提出了主要措施。2016年印发《关于加强肿瘤规范化诊疗管理工作的通知》，明确要求推行"单病种、多学科"诊疗模式，开展抗肿瘤药物的监测与评价，实施规范化诊疗。

内科治疗作为最主要的抗肿瘤治疗手段之一，近20年发展迅速，涌现了一大批新型化疗药物、内分泌治疗药物、靶向治疗药物、免疫治疗药物，极大提高了抗肿瘤治疗水平。然而由于抗肿瘤药物不同的作用机制，产生不同程度、不同系统的毒性反应，药品可及性和药理知识普及的区域差异，使得规范化和合理化使用抗肿瘤药物的临床需求变得极为迫切。为此，原国家卫生计生委合理用药专家委员会专门成立抗肿瘤药物专业组，在国家卫生行政部门的指导下，在抗肿瘤药物的临床应用管理、药物治疗的规范和合理用药培训等方面开展了大量工作。而各类常见恶性肿瘤合理用药指南的出版，正是为了规范抗肿瘤药物治疗，消除恶性肿瘤内科诊疗水平的区域差异，整体提升我国恶性肿瘤的治疗水平。

乳腺癌是全球女性最常见的恶性肿瘤之一，也是严重危害女性健康的重要疾病。然而乳腺癌也是药物治疗取得突出进步的典范。化疗、内分泌治疗、靶向治疗，都是较早在乳腺癌治疗领域取得进展，再逐步应用于其他瘤种。原国家卫生计生委合理用药专家委员会2018年首选乳腺癌开启恶性肿瘤单病种合理用药的工作，组织全国乳腺癌相关临床和药学专家，编撰了第一版《乳腺癌合理用药指南》，2023年结合新药研发及临床研究进展对本指南进行了更新。本版指南将指导全国各级乳腺癌专业医生规范化使用抗肿瘤药物，也将作为乳腺癌规范诊疗质量控制评估工作的参考标准,为卫生行政部门制定和完善相关政策提供有益参考,还可以为其他瘤种制定单病种合理用药指南提供示范。

希望广大相关医务人员认真学习并贯彻执行本版指南,为乳腺癌患者提供更加科学、更加规范的药物治疗,逐步缩小乳腺癌治疗区域差异,提高我国乳腺癌整体诊疗水平。最终为我国癌症的防控事业,为实现健康中国国家战略规划,作出我们的贡献。

编者

2023 年 8 月

目 录

第一章　乳腺癌概述

乳腺癌是全球女性最常见的恶性肿瘤之一，也是严重危害女性健康的重要疾病。近年乳腺癌药物治疗的创新与发展，显著改善了乳腺癌患者的预后。

第一节　中国乳腺癌临床与流行病学特征

一、中国乳腺癌的发病率和死亡率

自 20 世纪 90 年代起，随着我国经济水平与人民生活水平的提高，暴露于乳腺癌危险因素的女性数量增多，我国乳腺癌的发病率逐年升高。国家癌症中心的统计数据显示，至 2020 年我国乳腺癌新发病例已达 41.6 万，占女性新发恶性肿瘤的 19.9%，死亡病例达 11.7 万，位居女性癌症死因的第四位。根据 1990—2019 年中国女性乳腺癌疾病负担分析数据显示，2019 年中国女性乳腺癌新发患者数和死亡人数分别为 52.81 万和 13.4 万 /10 万，较 1990 年分别增长了 4.69% 和 2.18%。

二、中国乳腺癌流行病学的地理差异

我国城乡经济发展差距明显，乳腺癌的发病和死亡也具有城乡差异显著的特点。《2019 年中国肿瘤登记年报》数据显示，城市地区乳腺癌发病率高于农村地区。城市地区乳腺癌新发病例为 20.6 万，位居城市女

性恶性肿瘤发病的首位;农村地区乳腺癌新发病例为10.0万例,位居农村女性恶性肿瘤发病的第二位。其中,东、中、西部地区发病率、死亡率呈现逐渐下降趋势,但仍东部地区最高,西部地区最低,东、中、西部地区发病率依次为56.27/10万、44.06/10万和32.44/10万,东、中、西部地区死亡率依次为11.88/10万、11.14/10万和8.35/10万。

总体而言,全国肿瘤登记地区收集到的连续肿瘤监测数据显示,中国女性乳腺癌发病率呈明显上升趋势,农村地区女性乳腺癌发病率较低,但上升幅度相对较大,调整年龄构成后,城市地区女性乳腺癌发病率上升减缓,农村地区女性乳腺癌发病率上升较快,东部地区仍然略高于西部和中部地区。

三、中国乳腺癌流行病学的年龄分布

根据2000—2016年我国全国肿瘤登记地区女性乳腺癌发病情况的数据显示,20岁之前乳腺癌发病率处于较低水平,随着年龄增长,发病率迅速上升,45岁左右达到平台期,此后上升相对缓慢,于45～65岁期间维持较高发病水平,65岁以后则呈现逐渐下降趋势。乳腺癌死亡率也呈现年龄增加逐渐上升的趋势,与农村地区相比,城市地区的死亡率上升速度相对较快;东、中、西部地区相比,东部地区的死亡率上升速度相对较快,西部地区高年龄组的乳腺癌死亡率上升速度相对较低。

四、中国乳腺癌的疾病特征

乳腺癌的分子分型是指导乳腺癌个体化治疗的重要依据。我国乳腺癌各分子分型的比例与发达国家基本一致。根据国内多项大样本研究结果总结,我国女性乳腺癌中luminal型占60%～70%,人表皮生

长因子受体 2（HER2）阳性占 25%～30%，三阴性占 15%～20%。乳腺癌的诊断分期比例是评价乳腺癌早期发现的重要指标。目前，早期发现乳腺癌仍是乳腺癌治疗成功的重大影响因素。通过持续推行乳腺癌早诊早筛，2010—2019 年间，我国 I 期乳腺癌的检出率为 24.7%，III 期乳腺癌的检出率由 1980—1989 年的 37.6% 下降至 2010—2019 年的 22.5%。然而，2023 年最新研究显示，中美两国确诊乳腺癌为 I 期的人数为 7 250 例（31.8%）vs 2 409 例（54.6%），充分说明我国在乳腺癌早期发现、早期筛查方面仍有大量工作需要进行，需要开展大规模的乳腺癌早期筛查，尤其是在欠发达地区以及农村地区。

五、中国乳腺癌的治疗情况

虽然从 20 世纪 90 年代起，保乳手术就是指南推荐的手术方式之一，但因为文化的差异、民众对生活质量的要求不同以及医疗条件缺乏等多重因素，我国的保乳率明显低于国外发达国家。2019 年《中国抗癌协会乳腺癌诊治指南与规范》显示，在中国乳腺癌手术患者中全乳切除手术占 88.8%，明显高于美国的 36%。近年来，随着乳腺癌诊疗水平的提升，保乳手术占比逐年上升，国内一项研究显示，保乳手术的占比已从 2009 年的 9% 提升至 2018 年的 21.9%。虽然国内对保乳手术的推广和接受程度逐步提高，但是这一数字相较于欧美国家仍有较大的提升空间。

六、中国乳腺癌患者的生存情况

欧美发达国家的 5 年生存率较高，美国国家癌症研究所官网最新数据显示，2012—2018 年间美国乳腺癌患者的 5 年生存率已达 90.6%。随着我国乳腺癌早期筛查的开展以及早期诊断的完善,同时得益于乳腺癌全程管理概念的具体实施以及个体化治疗水平的全面提升,我国乳腺癌的生存率也得到显著提高,特别是在沿海发达城市。基于我国多个肿瘤登记点的数据显示,2003—2005 年我国女性乳腺癌 5 年年龄标化相对生存率为 73.1%,到 2012—2015 年,这一数据已经逐渐提高到 82.0%,2019 年数据显示我国乳腺癌患者 5 年生存率已达 83.2%。2021 年第十六届上海国际乳腺癌论坛公布,上海地区早期乳腺癌患者 5 年生存率已从 20 年前的不足 80% 提高到 93.6%,目前这一数据已与欧美发达国家相当。但我们同样需要重视,在欠发达地区乳腺癌生存率的提高并不十分理想,这也从侧面反映我国城乡经济、医疗水平的差距。为了进一步提高欠发达地区乳腺癌患者的生存率,需要进一步推进乳腺癌的早期筛查,提高乳腺癌的早期诊断率以及推广乳腺癌规范化治疗和合理用药。

参考文献

[1] FAN L,STRASSER-WEIPPL K,LI J J,et al. Breast cancer in China.Lancet Oncol,2014,15(7):e279-289.

[2] SIEGEL R L,MILLER K D,WAGLE N S,et al. Cancer statistics,2023. CA Cancer J Clin,2023,73(1):17-48.

[3] YIN M,WANG F,ZHANG Y,et al. Analysis on incidence and mortality trends and age-period-cohort of breast cancer in Chinese women from 1990 to 2019. Int J Environ Res Public Health,2023,20(1):826.

[4] ZHENG R S,ZHANG S W,SUN K X,et al. Cancer statistics in China,2016. Zhonghua Zhong Liu Za Zhi,2023,45(3):212-220.

［5］LI J，ZHOU J，WANG H，et al. Chinese society of clinical oncology breast cancer committee database collaborative group. Trends in disparities and transitions of treatment in patients with early breast cancer in China and the US，2011 to 2021. JAMA Netw Open，2023，6（6）：e2321388.

［6］张敏璐，彭鹏，吴春晓，等. 2008—2012 年中国肿瘤登记地区女性乳腺癌发病和死亡分析. 中华肿瘤杂志，2019，41（4）：315-320.

第二节 乳腺癌治疗药物发展历程与展望

近十年来，从手术治疗、化学治疗（简称化疗）、内分泌治疗到靶向治疗和免疫治疗，药物不断创新以及治疗策略不断优化，极大改善了乳腺癌整体预后。本章节简要回顾了化疗、内分泌治疗、靶向治疗和免疫治疗相关药物的发展历程。

一、化疗

（一）早期乳腺癌

意大利医生 Bonadonna 于 1976 年首次发表了 CMF（C 环磷酰胺，M 甲氨蝶呤，F 氟尿嘧啶）方案辅助治疗早期乳腺癌（early breast cancer，EBC）能显著改善淋巴结阳性乳腺癌患者的生存。20 世纪 80 年代，蒽环类药物被应用于晚期乳腺癌（metastatic breast cancer，MBC）并取得较好疗效后，逐步进入辅助治疗。EBC 临床试验协作组（Early Breast Cancer Trialists' Collaborative Group，EBCTCG）证实了含蒽环方案比 CMF 方案降低了 12% 的年复发率（$P=0.006$）和 11% 的年死亡率（$P=0.02$）。20 世纪 90 年代，紫杉类药物问世。USO9735 研究、PACS01 研究、BCIRG001 研究均显示了紫杉类药物联合方案的优势。CALGB 9741研究、ECOG E1199研究以及2017年EBCTCG荟萃分析都显示密集化疗方案/单周方案优于3周标准化疗方案。ABC研究和WSG PLAN B研究都对去蒽环方案进行了探索。对于大多数高危患者,仍应选用含蒽环类的治疗方案。

2011年以来,乳腺癌治疗进入精准治疗时代,目前美国国家综合癌症网络(National Comprehensive Cancer Network,NCCN)指南、美国临床肿瘤学会(American Society of Clinical Oncology,ASCO)指南、中国抗癌协会乳腺癌专业委员会(Committee of Breast Cancer Society,CBCS)指南和中国临床肿瘤学会(Chinese Society of Clinical Oncology,CSCO)指南均推荐合适多基因检测用于激素受体(hormone receptor,HR)阳性乳腺癌患者辅助治疗方案的选择和预后判断,低中危患者可考虑免除化疗。非转移性乳腺癌化疗决策基因组风险评分的前瞻性评价总结见表1-1。

(二)晚期乳腺癌

MBC化疗经历了蒽环类药物、紫杉类药物和后紫杉类药物时代。目前MBC可选的化疗单药有:蒽环类(多柔比星、脂质体多柔比星、表柔比星)、紫杉类(紫杉醇、多西他赛和白蛋白结合型紫杉醇)、抗代谢类(卡培他滨、吉西他滨)、微管抑制剂(长春瑞滨、艾立布林、优替德隆)和铂类(顺铂、卡铂)等。推荐的联合方案有:CAF/FAC、AC、EC(其中C环磷酰胺,A多柔比星,E表柔比星,F氟尿嘧啶)、多西他赛/卡培他滨、吉西他滨/紫杉醇、吉西他滨/卡铂、紫杉醇/贝伐珠单抗、优替德隆/卡培他滨等。现在尚无强有力证据表明联合治疗优于单药序贯治疗。

6

表 1-1　非转移性乳腺癌化疗决策基因组风险评分的前瞻性评价总结

研究	21 基因检测							70 基因检测	
	TAILORx	TAILORx	TAILORx	TAILORx	WGSG PLANB	RxPONDER	RxPONDER	MINDACT	MINDACT
例数	1 619	6 711	6 711	1 389	348	TBD	TBD	1 550	1 550
分层	低危(≤10)	中危(11~25)	中危(11~25)	高危(≥26)	低危(≤11)	低~中危(≤25)	高危(≥26)	临床高危/基因检测低危	临床高危/基因检测低危
结果	9 年 DRFI: 96.8%	9 年 DRFI: 94.5%	9 年 DRFI: 95.0%	9 年 DRFI: 86.8%	3 年 DFS: 98.4%	未报道	未报道	5 年 DFS: 94.4%	5 年 DFS: 95.9%
是否化疗	否	否(随机化)	是(随机化)	是	否	随机化	是	否(随机化)	是(随机化)
淋巴结	N0	N0	N0	N0	N0-N1	N1	N+	N0-N1	N0-N1

注:DRFI,无远期复发间隔时间;DFS,无病生存期;TBD,不确定。

二、内分泌治疗

(一) 早期乳腺癌

内分泌治疗药物主要分为:选择性雌激素受体调节剂(selective estrogen receptor modulator,SERM)、芳香化酶抑制剂(aromatase inhibitor,AI)、选择性雌激素受体降解剂(seleltive estrogen receptor degradant,SERD)、促性腺素释放素类似物、孕激素类药物。1978 年,他莫昔芬(tamoxifen,TAM)获批用于 EBC 的辅助内分泌治疗。ATLAS 和 aTToM 研究共同证实了 10 年 TAM 较 5 年 TAM 可降低乳腺癌复发率和乳腺癌特异死亡率。BIG-198、ATAC 和 TEAM 研究均证实 5 年 AI 疗效优于 5 年 TAM。MA.17、ABCSG6a 和 NSABP B-33 研究发现 5 年 TAM 后延长 AI 治疗可显著改善无病生存期(DFS)。MA17R、NSABP B-42、IDEAL、DATA、GIM、AERAS 等研究评价了 AI 延长治疗的获益,虽然结果不尽相同,但总体提示 AI 延长治疗能给高危患者(淋巴结阳性、肿瘤直径>2cm、接受化疗等)带来一定生存获益。EBCTCG META 分析显示绝经后早期乳腺癌,序贯延长与非延长治疗相比,AI 延长至 10 年获益,尤其是淋巴结阳性患者获益明显,但需要平衡利弊。对于绝经前早期乳腺癌患者,SOFT/TEXT 研究显示 AI+卵巢功能抑制(ovarian function suppression,OFS)5 年 DFS 率为91.1%。因此国内外指南均推荐 OFS+AI/TAM 5 年作为绝经前 HR 阳性乳腺癌高复发风险患者的辅助内分泌治疗选择。基于 CDK4/6 抑制剂在 MBC 中的疗效和安全性,monarchE 研究将阿贝西利用于 EBC 的辅助治疗,结果显示阿贝西利＋标准辅助内分泌治疗比标准辅助内分泌治疗显著改善 HR 阳性/HER2 阴性高危淋巴结阳性 EBC 患者的无浸润性疾病生存期(IDFS)。HR 阳性早期乳腺癌患者内分泌治疗的临床研究和 Meta 分析结果见表 1-2。

表 1-2　HR 阳性早期乳腺癌患者内分泌治疗的临床研究和 Meta 分析结果

研究	例数	治疗方案	研究结果
TAM vs AI			
ATAC	9 366	AI（阿那曲唑）5 年 TAM 5 年	DFS:89.4% vs 87.4%,HR=0.83,P=0.013
TEAM	9 776	AI（依西美坦）5 年 TAM 2.5～3 年→AI（依西美坦）共 5 年	DFS:67% vs 67%,HR=0.96,P=0.39
FATA-GIM3	3 697	AI（来曲唑/阿那曲唑/依西美坦）5 年 TAM 2 年→AI 3 年	DFS:89.8% vs 88.5%,HR=0.89,P=0.23 OS:96.8% vs 95.3%,HR=0.72,P=0.052
TAM 延长治疗			
BIG 1-98	8 010	TAM 5 年 AI（来曲唑）5 年 TAM 2 年→AI 3 年（来曲唑） AI 2 年（来曲唑）→TAM 3 年	5 年 AI 优于 TAM(DFS HR:0.82;OS HR:0.79) AI、AI-TAM 和 TAM-AI 的 DFS 和 OS 分别为 78.6%,77.8%,77.3% 和 87.5%,87.7%,85.9%
ATLAS	6 846	TAM 5 年→TAM 5 年 TAM 5 年→安慰剂	10 年 TAM 降低乳腺癌复发风险（RR=0.84,P=0.002）、乳腺癌相关死亡风险（RR=0.83,P=0.01）和总死亡风险（RR=0.87,P=0.01）

续表

研究	例数	治疗方案	研究结果
aTTom	6 953	TAM 5 年→TAM 5 年 TAM 5 年→停止	10 年 TAM 降低 25% 的乳腺癌复发风险（$P=0.003$）和 23% 的乳腺癌特异死亡风险（$P=0.05$）
NSABP B-14	1 172	TAM 5 年→TAM 5 年 TAM 5 年→安慰剂	DFS：78% vs 82%，$P=0.03$
AI 延长治疗			
MA.17	5 187	TAM 5 年→AI（来曲唑）5 年 TAM 5 年→安慰剂	DFS：94.4% vs 89.8%，$HR=0.58$，$P<0.001$
MA.17R	1 918	TAM 0~5 年→AI（来曲唑）5 年→AI 5 年 TAM 0~5 年→AI（来曲唑）5 年→安慰剂	DFS：95% vs 91%，$HR=0.66$，$P=0.01$
NSABP B-33	1 589	TAM 5 年→AI（依西美坦）5 年 TAM 5 年→安慰剂	DFS：91% vs 89%，$HR=0.44$，$P=0.07$
NSABP B-42	3 966	AI 5 年 /TAM-AI 5 年→AI（来曲唑）5 年 AI 5 年 /TAM-AI 5 年→安慰剂	DFS：84.7% vs 81.3%；$HR=0.85$，$P=0.048$

续表

研究	例数	治疗方案	研究结果
DATA	1 660	TAM 2～3 年→AI（阿那曲唑）6 年 TAM 2～3 年→AI（阿那曲唑）3 年	DFS: 83% vs 79%；$HR=0.79$，$P=0.07$
IDEAL	1 824	TAM 5 年/AI 5 年/TAM-AI 5 年→AI（来曲唑）5 年 TAM 5 年/AI 5 年/TAM-AI 5 年→AI（来曲唑）2.5 年	DFS: 84.7% vs 87.9%；$HR=0.96$，$P=0.70$
ABCSG-6a	856	TAM 5 年/TAM-AI 5 年→AI（阿那曲唑）3 年 TAM 5 年/TAM-AI 5 年→停止	DFS: 92.2% vs 87.8%，$HR=0.62$，$P=0.031$
ABCSG-1	3 484	TAM/AI/TAM-AI 4～6 年→AI 5 年 TAM/AI/TAM-AI 4～6 年→AI 2 年	DFS: 71.1% vs 70.3%，$HR=1.0$，$P=0.925$
GIM	2 056	TAM 2～3 年→AI 2～3 年 TAM 2～3 年→AI 5 年	DFS: 62% vs 67%，$HR=0.78$，$P=0.006$ OS: 84% vs 88%，$HR=0.77$，$P=0.036$
AERAS	1 697	AI/TAM-AI 5 年→AI 5 年（90% AI） AI/TAM-AI 5 年→安慰剂 5 年	DFS: 91.9% vs 84.4%，$HR=0.548$，$P=0.000\,4$ OS: 99.5%vs 99.6%，$HR=1.389$，$P=0.665$

11

续表

研究	例数	治疗方案	研究结果
EBCTCG荟萃分析	24 192	TAM 5年/TAM-AI 5~10年/AI 5年→AI 5年/TAM-AI 5~10年/AI 5年→停止	DFS:93% vs 90.5%,$HR=0.76$,$P<0.001$
AI+OFS vs TAM+OFS			
SOFT和TEXT	4 690	AI（依西美坦）+OFS 5年 TAM+OFS 5年	12年DFS:80.5% vs 75.9%,$HR=0.79$; 12年OS:90.1% vs 89.1%,$HR=0.93$
CDK4/6抑制剂+辅助内分泌治疗			
monarchE	5 637	阿贝西利+辅助内分泌治疗 辅助内分泌治疗	3年IDFS:88.8% vs 83.4%,$HR=0.70$,$P<0.001$

注:TAM,他莫昔芬;AI,芳香化酶抑制剂;OFS,卵巢功能抑制;DFS,无病生存期;OS,总生存期;IDFS,无浸润性疾病生存期;HR,风险比;RR,相对危险度。

（二）晚期乳腺癌

FALCON 研究证实氟维司群 500mg 的疗效优于 AI（PFS：16.6 个月 vs 13.8 个月，P=0.048 6），是 MBC 一线内分泌治疗的最好单药。目前新一代口服选择性雌激素受体拮抗剂和 SERD 用于 HR 阳性 /HER2 阴性 MBC 二线 / 三线治疗的临床试验正在进行中。

随着内分泌耐药现象逐渐增多，克服耐药的药物不断涌现，如细胞周期蛋白依赖性激酶 4/6（cyclin-dependent kinases 4/6，CDK4/6）抑制剂、哺乳动物雷帕霉素靶蛋白（mammalian target of rapamycin，mTOR）抑制剂、组蛋白脱乙酰酶（histonedeacetylases，HDAC）抑制剂和磷脂酰肌醇 -3- 激酶（phosphoinositide-3 kinase，PI3K）抑制剂。CDK4/6 抑制剂联合 AI 的临床研究（PALOMA-2、MONALEESA-2、MONARCH-3、MONALEESA-7 和 DAWNA-2）均入组一线治疗的 HR 阳性 /HER2 阴性的 MBC 患者。与 AI 相比，CDK4/6 抑制剂联合方案可降低疾病进展风险近 50%。CDK4/6 抑制剂联合氟维司群的临床研究（PALOMA-3、MONARCH-2、MONALEESA-3 和 DAWNA-1）入组大部分为接受二线及后线治疗的患者，与氟维司群相比，CDK4/6 抑制剂联合方案可降低疾病进展风险 40%～50%，死亡风险下降 20%～30%。因此国内外权威指南一致推荐 HR 阳性 MBC 患者优选 CDK4/6 抑制剂 + 内分泌治疗。

近年来，作用于 PI3K-AKT-mTOR 通路的新型靶向药物——依维莫司和 alpelisib 为逆转内分泌耐药带来了新的希望。西达本胺 + 依西美坦也可显著延长绝经后、HR 阳性 /HER2 阴性的 MBC 的 PFS。HR 阳性 /HER2 阴性晚期乳腺癌治疗的Ⅲ期临床随机对照研究见表 1-3。

表 1-3 HR 阳性 /HER2 阴性晚期乳腺癌治疗的Ⅲ期临床随机对照研究

研究	例数	治疗方案	研究结果（月）
CDK4/6 抑制剂 +AI/TAM			
PALOMA-2	666	哌柏西利 + 来曲唑 vs 来曲唑	PFS:27.6 vs 14.5,HR=0.58;OS:NR
MONALEESA-2	668	ribociclib+ 来曲唑 vs 来曲唑	PFS:25.3 vs 16.0,HR=0.56;OS:63.9 vs 51.4,HR=0.76
MONARCH-3	493	阿贝西利 +AI vs AI	PFS:28.2 vs 14.8,HR=0.54;OS:NR
MONALEESA-7	672	ribociclib+AI/TAM+OFS vs AI/TAM+OFS	PFS:23.8 vs 13.0,HR=0.55;OS:58.7 vs 48.0,HR=0.76
CDK4/6 抑制剂 + 氟维司群			
PALOMA-3	521	哌柏西利 + 氟维司群 vs 氟维司群	PFS:11.2 vs 4.6;HR=0.50;OS:34.9 vs 28.0,HR=0.791
MONARCH-2	669	阿贝西利 + 氟维司群 vs 氟维司群	PFS:16.4 vs 9.3,HR=0.55;OS:46.7 vs 37.3,HR=0.757
MONALEESA-3	726	ribociclib+ 氟维司群 vs 氟维司群	PFS:20.5 vs 12.8,HR=0.59;OS:53.7 vs 41.5,HR=0.724
DAWNA-1	361	达尔西利 + 氟维司群 vs 氟维司群	PFS:15.7 vs 7.2,HR=0.42;OS:NR

续表

研究	例数	治疗方案	研究结果（月）
mTOR 抑制剂 +AI			
BOLERO-2	724	依维莫司 + 依西美坦 vs 依西美坦	PFS：7.8 vs 3.2，HR=0.45
BOLERO-5	159	依维莫司 + 依西美坦 vs 依西美坦	PFS：7.4 vs 2.0，HR=0.52
MIRACLE	199	依维莫司 + 来曲唑 +OFS vs 来曲唑 +OFS	PFS：19.2 vs 11.0，HR=0.60
mTOR 抑制剂 + 氟维司群			
PrECOG0102	130	依维莫司 + 氟维司群 vs 氟维司群	PFS：10.4 vs 5.1，HR=0.61
HDAC 抑制剂 +AI			
ACE	365	西达本胺 + 依西美坦 vs 依西美坦	PFS：9.2 vs 3.8，HR=0.71
PI3K 抑制剂 + 氟维司群			
SOLAR-1	572	alpelisib+ 氟维司群 vs 氟维司群	PFS：11.0 vs 5.7，HR=0.65
BYLieve	127	alpelisib+ 氟维司群 vs 氟维司群	PFS：8.0 vs 3.5

注：PFS，无进展生存期；OS，总生存期；AI，芳香化酶抑制剂；TAM，他莫昔芬；OFS，卵巢功能抑制；NR，未报告。

15

三、靶向治疗

（一）HER2 阳性乳腺癌

抗 HER2 药物包括单克隆抗体、小分子酪氨酸激酶抑制剂（tyrosine kinase inhibitor，TKI）和抗体 - 药物偶联物（antibody-drug conjugate，ADC）。

1. 单克隆抗体类药物

（1）早期乳腺癌：NOAH 研究首次证实，曲妥珠单抗 + 化疗比化疗显著获益，初步奠定了曲妥珠单抗的新辅助治疗地位。NeoSphere、PEONY、TRAIN-2、KRISTINE 等研究进一步评价了曲妥珠单抗 + 帕妥珠单抗双靶对于高危 HER2 阳性新辅助治疗的价值。

辅助治疗阶段，NSABP B31、NCCTG N9831、HERA、BCIRG006、FinHER 和 PACS-04 研究证实曲妥珠单抗 + 化疗可获益。APHINITY 研究提示曲妥珠单抗 + 帕妥珠单抗双靶辅助治疗改善预后，6 年随访再次证实双靶长期获益。随着研究发展，靶向治疗升阶与化疗降阶也渐成主流。

（2）晚期乳腺癌：CLEOPATRA 研究证实了曲妥珠单抗 + 帕妥珠单抗双靶一线疗效，成为 HER2 阳性的标准一线治疗方案。伊尼妥单抗作为中国自主研发的第一个优化抗体依赖细胞介导的细胞毒作用（antibody-dependent cell-mediated cytotoxicity，ADCC）效应的单抗，成为 HER2 阳性解救治疗的可选药物。HER2 阳性乳腺癌大分子单抗靶向治疗相关研究见表 1-4。

2. 小分子酪氨酸激酶抑制剂类药物

（1）早期乳腺癌：NeoALTTO 研究表明，拉帕替尼联合曲妥珠单抗的新辅助治疗对比单靶联合化疗可改善病理学完全缓解（pathologic complete response，pCR）率。HR-BLTN-Ⅲ-NeoBC 研究和Ⅲ期 PHEDRA

表 1-4　HER2 阳性乳腺癌大分子单抗靶向治疗相关研究

研究	例数	治疗方案	研究结果
新辅助治疗			
NOAH	235	H+化疗 vs 化疗	3 年 EFS:71% vs 56%,HR=0.59,P=0.013
NeoSphere	417	A:TH、B:THP、C:TP、D:HP	pCR:A vs B:29.0% vs 45.8%,P=0.014 1;C:24.0%,D:16.8%；5 年 DFS:B vs C:84% vs 81%,HR=0.60
PEONY	383	P+H+DXT vs 安慰剂(placebo)+H+DXT	tpCR:39.3% vs 21.8%,P=0.001
TRAIN-2	438	TCPH×9 (FEC+PH)×3 → TCPH×6	pCR:ITT:68% vs 67%,P=0.95；HR 阳性:89% vs 84%;HR 阴性:51% vs 55%；3 年 EFS 估计值:93.5% vs 92.7%；3 年 OS 估计值:98.2% vs 97.7%
TRYPHAENA	225	A:(THP+FEC)×3 → THP×3,B:FEC×3→THP×3,C:TCPH×6	pCR:A:61.6%,B:57.3%,C:66.2%；cCR:A:50.7%,B:28.0%,C:40.3%
KRISTINE	444	T-DM1+P vs TCHP	pCR:44.4% vs 55.7%,P=0.016
辅助治疗			
NSABP B-31	2 101	AC-T vs AC-TH	联合分析 10 年:OS 改善 37%,HR=0.63,P<0.001;10 年 OS:84% vs 75.2%
NCCTG N9831	1 944	AC-T、AC-TH、AC-T-H	PFS 改善 40%,HR=0.60,P<0.001;10 年 DFS:73.7% vs 62.2%

续表

研究	例数	治疗方案	研究结果
HERA	5 102	H 1 年 vs H 2 年	10 年 DFS：69% vs 69%，HR=1.02； H 1 年：10 年 DFS：无淋巴结 19.3%，1～3 枚 24.5%，≥4 枚 44.1%
BCIRG006	3 222	AC→T、AC→TH、TCH	5 年 DFS：75%，84%，81%；5 年 OS：87%，92%，91%
APT	406	TH→H 9 个月	3 年 DFS：98.7%；7 年 DFS：93.3%
APHINITY	4 805	H+P+CT vs H+CT	复发风险下降：3 年 19%，6 年 23%，HR=0.76 绝对获益：3 年 0.9%，6 年 2.8% 6 年 IDFS：90.6% vs 87.8%，HR=0.76，淋巴结阳性：88% vs 83%，HR=0.72
晚期解救治疗			
CLEOPATRA	808	P+T+DXT vs placebo+T+DXT	PFS：18.7 个月 vs 12.4 个月 OS：56.5 个月 vs 40.8 个月，HR=0.68，P<0.001
HOPES	315	伊尼妥单抗+CT vs CT	PFS：39.1 周 vs 14.0 周，HR=0.24，P<0.000 1 ORR：46.7% vs 18.45%，P<0.000 1
PERUSE	1 436	HP+T	PFS：20.7 个月；OS：65.3 个月

注：pCR，pathological complete response，病理学完全缓解；tpCR，total pathological complete rate 总病理学完全缓解；cCR，complete clinical response，临床完全缓解；ITT，intention-to-treat，意向性治疗；EFS，event free survial，无事件生存；ORR，objective response rate，客观缓解率。

18

研究均显示,新辅助治疗中多西他赛+曲妥珠单抗联合吡咯替尼对比多西他赛+曲妥珠单抗可显著改善pCR,未来可能会申请吡咯替尼的新辅助治疗适应证。ExteNET研究显示,在接受曲妥珠单抗治疗后1年内给予奈拉替尼辅助强化显著改善IDFS,HR阳性和non-pCR亚组获益更加明显。

(2)晚期乳腺癌:Ⅲ期研究(EGF100151)表明,拉帕替尼+卡培他滨对比卡培他滨显著延长疾病进展时间(time to progression,TTP)($HR=0.49$)。PHOEBE研究显示了吡咯替尼联合卡培他滨用于HER2阳性MBC二线治疗较对照组显著延长PFS,同时客观缓解率(objective response rate,ORR)、临床获益率(clinical benefit rate,CBR)、缓解持续时间(duration of response,DoR)等数据均显著改善,由此吡咯替尼在中国获批用于HER2阳性MBC二线治疗。PHILA研究显示了吡咯替尼联合曲妥珠单抗和化疗对比曲妥珠单抗化疗组显著改善PFS,也为一线人群带来了新选择。NALA研究证实奈拉替尼+卡培他滨可降低疾病进展或死亡风险,并延缓了需干预脑转移的时间。小分子酪氨酸激酶抑制剂类药物治疗HER2阳性乳腺癌相关研究见表1-5。

3. ADC类药物

(1)早期乳腺癌:KATHERINE研究显示,辅助恩美曲妥珠单抗(ado-trastuzumab emtansine,T-DM1)显著改善曲妥珠单抗+紫杉类药物新辅助治疗non-pCR患者的IDFS。

(2)晚期乳腺癌:EMILIA研究显示T-DM1较卡培他滨+拉帕替尼显著获益。

德曲妥珠单抗(trastuzumab deruxtecan,DS-8201)在DESTINY-Breast03研究显示,DS-8201组比T-DM1组的PFS获3倍改善,OS有改善趋势,脑转移亚组

表1-5　小分子酪氨酸酶抑制剂类药物治疗 HER2 阳性乳腺癌相关研究

研究	例数	治疗方案	结果
新辅助治疗			
ALTTO	8 381	H,L,H+L,H-L	DFS事件 555 例
NeoALTTO	455	H,L,H+L	pCR:H+L组 51.3% vs H组 29.5%,P=0.000 1; 3年 DFS:L组 78%,H组 76%,H+L组 84%
HR-BLTN-Ⅲ-NeoBC	355	吡咯替尼+T+多西他赛 vs 安慰剂(placebo)+T+多西他赛	tpCR:71.4% vs 36.7%,P<0.05
PHEDRA	355	吡咯替尼+T+多西他赛 vs placebo+T+多西他赛	tpCR:41.0% vs 22.0%,P<0.001;bpCR:43.8% vs.23.7%; ORR:91.6% vs.81.9%
辅助强化治疗			
ExteNET	2 840	奈拉替尼+CAP vs placebo+CAP	2年 IDFS:HR 阳性/≤1年 95.3% vs 90.8%,HR=0.49; HR 阳性/>1年 97.4% vs 94.4%,HR=0.43; 5年 IDFS:HR 阳性/≤1年 90.8% vs 85.7%,HR=0.58; HR 阳性/>1年 93% vs 91.7%,HR=0.74; 8年 OS:ITT:90.1% vs 90.2%,HR=0.79

续表

研究	例数	治疗方案	结果
晚期解救治疗			
PHOEBE	267	吡咯替尼+CAP vs 拉帕替尼+CAP	PFS:12.5 个月 vs.6.8 个月,HR=0.39,单侧 P<0.001; ORR:67.2% vs 51.5%;CBR:73.1% vs 59.1%;DoR: 11.1 个月 vs 7.0 个月; 曲妥珠单抗耐药患者:PFS:12.5 个月 vs 6.9 个月
PHENIX	357	吡咯替尼+CAP vs placebo+CAP	PFS:11.1 个月 vs 4.1 个月,HR=0.17,P<0.001
NALA	621	奈拉替尼+CAP vs 拉帕替尼+CAP	mean PFS:8.8 个月 vs 6.6 个月,HR=0.76,P=0.005 9; ORR:32.8% vs 26.7%,P=0.120 1; DOR:8.5 个月 vs 5.6 个月,HR=0.50,P=0.000 4; 降低进展或死亡风险 24%,HR=0.76,P=0.006
HER2CLIMB	612	图卡替尼+T+CAP vs placebo+T+CAP	PFS:7.6 个月 vs 4.9 个月,HR=0.57,P<0.000 01;OS: 24.7 个月 vs 19.2 个月,HR=0.73,P=0.004; 1 年 PFS:29% vs 14%;2 年 OS:51% vs 40%

21

PFS 获益,成为二线及以上 HER2 阳性 MBC 的新标准,包括稳定脑转移患者。

维迪西妥单抗(RC48-ADC)的 C001&C003 CANCER 研究证明其在局部晚期及 MBC 中疗效显著。

ADC 类药物治疗 HER2 阳性乳腺癌相关研究见表 1-6。

表 1-6　ADC 类药物治疗 HER2 阳性乳腺癌相关研究

研究	例数	治疗方案	研究结果
辅助强化治疗			
KATHERINE	1 486	恩美曲妥珠单抗(T-DM1)vs T	IDFS:88.3% vs 77.0%
晚期解救治疗			
EMILIA	991	T-DM1+ 拉帕替尼 vs CAP+ 拉帕替尼	PFS:9.6 个月 vs 6.4 个月,$HR=0.65$,$P<0.001$;OS:30.9 个月 vs 25.1 个月,$HR=0.68$,$P<0.001$
TH3RESA	602	T-DM1	PFS:6.2 个月 vs 3.3 个月,$HR=0.528$,$P<0.000\ 1$;OS:22.7 个月 vs 15.8 个月,$HR=0.68$,$P=0.000\ 7$
DESTINY-Breast01	184	德曲妥珠单抗(DS-8201)	PFS:16.4 个月;ORR:60.9%;TTP:14.8 个月
DESTINY-Breast03	约 500	DS-8201 vs T-DM1	PFS:未达到 vs 6.8 个月,$HR=0.28$,$P<0.000\ 1$1 年 OS:94.1% vs 85.9%
C001 CANCER & C003 CANCER	共 70	维迪西妥单抗(RC48-ADC)	ORR:31.4%;CBR:38.6%;PFS:5.8 个月

（二）三阴性乳腺癌

与 HR 阳性乳腺癌相比,三阴性乳腺癌(TNBC)的复发模式不同,恶性程度更高。针对不同分子亚型或靶点给予更精准的治疗,可能改变 TNBC 的治疗现状。乳腺癌 *BRCA1/2* 基因突变降低了细胞通过双链修复机制来修复受损 DNA 的能力,OlympiAD 研究中奥拉帕利对比化疗 ORR(59.9% vs 28.8%)、PFS(*HR*=0.58,*P*<0.001)均改善。ASCENT 研究中 Sacituzumab Govitecan(SG) 表现出对经蒽环类、紫杉类药物治疗难治性转移性三阴性乳腺癌(metastatic triple-negative breast cancer, mTNBC)的疗效(PFS:5.6 个月 vs 1.7 个月;OS:12.1 个月 vs 6.7 个月),使疾病进展或死亡风险降低 57%(*HR*=0.43,*P*<0.000 1)、ORR 显著提高(35% vs 5%)。

（三）HER2 低表达乳腺癌

HER2 低表达在原发或转移性乳腺中占有较高比率,约为 51.1%,其中 HR 阳性亚型 55.2%,TNBC 亚型 38.3%,并存在异质性。DESTINY-Breast04 研究证实,BS-8201 与化疗相比显著改善 HER2 低表达 MBC 患者的 DFS 和 OS。C001&C003 CANCER 研究的联合分析中,RC48 在 HER2 低表达中的 ORR 为 39.6%,PFS 为 5.7 个月。

四、免疫治疗

免疫治疗中应用最广泛的是免疫检查点抑制剂(ICI),作为 ICI 靶点的免疫检查点主要为程序性死亡受体 -1(programmed death-1,PD-1)和程序性死亡受体 -配体 1(programmed death-ligand 1,PD-L1)。TNBC 和 HER2 阳性分子亚型有更强潜在免疫反应。

（一）早期乳腺癌

KEYNOTE-522 研究表明帕博利珠单抗 + 化疗作为新辅助 / 辅助治疗早期三阴性乳腺癌(early triple

23

negative breast cancer,eTNBC) 可改善 pCR 和 EFS, 且与 PD-L1 状态无关。IMpassion-031 研究证实阿替利珠单抗 + 白蛋白结合型紫杉醇(nab-p)序贯 AC (蒽环类药物 + 环磷酰胺)明显改善 TNBC 的 pCR。GeparNuevo 研究表明紫杉醇序贯 AC 的新辅助治疗中添加杜瓦鲁单抗可提高 pCR 率,尤其是前期接受免疫诱导治疗亚组。

(二)晚期乳腺癌

化疗后肿瘤细胞释放出高水平抗原,伴有抑制性肿瘤细胞耗竭及 PD-L1 表达上调,因此化疗能与免疫治疗产生协同作用。Ⅲ期 IMpassion130 研究评估了阿替利珠单抗 +nab-P 一线治疗 mTNBC 的疗效,PD-L1 阳性亚组免疫 +nab-P 较 nab-P 单药显著改善 PFS、OS。KEYNOTE-355 研究探究了帕博利珠单抗 + 化疗 (nab-P、紫杉醇、吉西他滨 / 卡铂方案中任一种)一线治疗 TNBC 患者疗效和安全性,PD-L1 阳性且 CPS≥10 亚组中,帕博利珠单抗 + 化疗较化疗显著延长 PFS、OS。

KEYNOTE-014 研究(帕博利珠单抗 + 曲妥珠单抗)、KATE2 研究(免疫治疗 +T-DM1)、KEYNOTE-162 研究(尼拉帕利 + 帕博利珠单抗)、MEDIOLA 研究(奥拉帕利 + 度伐利尤单抗)等初步证实了免疫治疗 + 靶向治疗的疗效。

乳腺癌免疫治疗未来的方向是免疫抑制剂联合化疗 / 靶向 / 新型免疫疗法,例如 BRCA/PI3K/AKT/mTOR/MEK/CDK4/6 抑制剂、雄激素受体抑制剂、ADC 药物、肿瘤疫苗、溶瘤病毒和过继免疫疗法[如肿瘤浸润淋巴细胞(tumor infiltrating lymphocyte,TIL)、嵌合抗原受体 T 细胞免疫疗法(chimeric antigen receptor T-cell immunotherapy,CAR-T)]等。乳腺癌免疫治疗相关研究见表 1-7。

表 1-7 乳腺癌免疫治疗相关研究

研究	例数	治疗方案	研究结果	
			意向治疗人群	PD-L1（+）
新辅助治疗				
GeparNuevo	174	度伐利尤单抗/placebo+ nab-P→度伐利尤单抗/ placebo+EC	pCR:53.4% vs 44.2%,P=0.287; 机会窗:61.0% vs 41.4%,OR=2.22, P=0.035;	pCR:58% vs 50.7%,P=0.061
IMpassion031	455	阿替利珠单抗/placebo+ CT	pCR:57.6% vs 41.1%,P=0.004 4	pCR:68.8% vs 49.3%,P=0.021
Keynote522	1 774	帕博利珠单抗/placebo+ CT→手术→帕博利珠单 抗/placebo	pCR:64.8% vs 51.2%,P=0.000 55; EFS 事件:7.4%vs.11.8%,HR=0.63; 降低进展风险 37%,HR=0.63, P=0.000 31	pCR:68.9% vs 54.9%
NeoTRIPaPD-L1	280	阿替利珠单抗 +CT vs CT	pCR:43.5% vs 40.8%	pCR:51.9% vs 48%
晚期解救治疗				
Keynote012	111	帕博利珠单抗	无阳性结果	ORR:18.5%;PFS:1.9 个月; OS:11.2 个月

25

续表

研究	例数	治疗方案	研究结果	
			意向治疗人群	PD-L1（+）
Keynote086	245	帕博利珠单抗	ORR:5.3%;PFS:2.0个月;OS:9.0个月	ORR:5.7%
Keynote119	600	帕博利珠单抗 vs 研究者选择的单药化疗	OS:9.9个月 vs 10.8个月;PFS:2.1个月 vs 3.3个月	OS:12.7个月 vs 11.6个月（CPS≥10）;PFS:2.1个月 vs 4.3个月（CPS≥1）
TONIC	67	CTX/DDP/ADM →纳武利尤单抗	ORR:20.0%;PFS:1.9个月	无
IMpassion130	902	阿替利珠单抗/placebo+nab-P	PFS:7.2个月 vs 5.5个月,$HR=0.80$,$P=0.002$;OS:21.3个月 vs 17.6个月,$HR=0.84$,$P=0.08$	PFS:7.5个月 vs 5.0个月,$HR=0.62$,$P<0.0001$;OS:25.0个月 vs 15.5个月,$HR=0.62$;

续表

研究	例数	治疗方案	研究结果	
			意向治疗人群	PD-L1(+)
Keynote355	847	帕博利珠单抗/placebo+CT	PFS:7.5个月 vs 5.6个月 降低进展或死亡风险35%,*HR*=0.65,*P*=0.001 2	PFS:9.7个月 vs 5.6个月 (CPS≥10);7.6个月 vs 5.6个月 (CPS≥1)
IMpassion131	600	阿替利珠单抗/placebo+P	PFS:5.7个月 vs 5.7个月; OS:19.2个月 vs 22.8个月	PFS:5.7个月 vs 6.0个月; OS:22.1个月 vs 28.3个月
FUTURE	69	Arm C:卡瑞利珠单抗+nab-P	Arm C:ORR:52.6%	无
MEDIOLA	30	度伐利尤单抗+奥拉帕利	12周DCR:80%,12周ORR:63.3%, 28周DCR:50%; DOR:9.2个月,PFS:8.2个月,OS:21.5个月	无

注:DCR,disease contros rate,疾病控制率。

五、展望

近年来,精准治疗策略逐渐受到重视,进一步改善乳腺癌患者的预后和提高患者生活质量,需要制订更加个体化的治疗策略。在化疗方面,蒽环类、紫杉类药物问世 20 余年,研究人员仍致力于探索新作用机制的化疗药物,以期在有效延长 OS 的同时减少药物毒性,提高生活质量,如艾立布林、优替德隆等。在靶向治疗方面,ADC 是抗肿瘤治疗的新兴药物,T-DM1、DS-8201、SG 都已在乳腺癌治疗中显示出良好疗效,展现出这种抗体偶联新模式的可行性和有效性。在内分泌治疗中,合理利用基因检测技术筛选可豁免化疗的患者、克服内分泌耐药,仍是未来探索的方向。免疫治疗药物阿替利珠单抗和帕博利珠单抗的阳性结果为TNBC 患者的治疗带来了曙光,但优势人群的选择标准尚未成熟,缺乏能精准预测疗效及预后的免疫生物标志物,最佳的联合治疗方案仍有待优化。乳腺癌治疗药物在不断开发,越来越多的临床试验在陆续开展,期待有更多的阳性结果为乳腺癌患者带来获益,以精准医学为基础,为乳腺癌患者带来疗效及生活质量的双重改善。

参考文献

[1] SUNG H,FERLAY J,SIEGEL R L,et al. Global Cancer Statistics 2020:GLOBOCAN Estimates of Incidence and Mortality Worldwide for 36 Cancers in 185 Countries. CA Cancer J Clin,2021,71(3):209-249.

[2] GRAY R,BRADLEY R,BRAYBROOKE J,et al. Increasing the dose density of adjuvant chemotherapy by shortening

intervals between courses or by sequential drug administration significantly reduces both disease recurrence and breast cancer mortality:An EBCTCG meta-analysis of 21,000 women in 16 randomised trials. American Association for Cancer Research, 2018:GS1-01-GS1-01.

[3] BLUM JL,FLYNN P J,YOTHERS G,et al. Anthracyclines in early breast cancer:the ABC Trials-USOR 06-090,NSABP B-46-I/USOR 07132,and NSABP B-49(NRG Oncology). J Clin Oncol,2017,35(23):2647-2655.

[4] NITZ U,GLUZ O,CLEMENS M,et al. West German Study PlanB Trial:Adjuvant Four Cycles of Epirubicin and Cyclopho-sphamide Plus Docetaxel Versus Six Cycles of Docetaxel and Cyclophosphamide in HER2-Negative Early Breast Cancer. J Clin Oncol,2019,37(10):799-808.

[5] ANDRE F,ISMAILA N,HENRY N L,et al. Use of Biomarkers to Guide Decisions on Adjuvant Systemic Therapy for Women With Early-Stage Invasive Breast Cancer:ASCO Clinical Practice Guideline Update-Integration of Results From TAILORx. J Clin Oncol,2019,37(22):1956-1964.

[6] CARDOSO F,VAN'T VEER L J,BOGAERTS J,et al. 70-Gene Signature as an Aid to Treatment Decisions in Early-Stage Breast Cancer. N Engl J Med,2016,375(8):717-729.

[7] PICCART M,VAN'T VEER L J,PONCET C,et al. 70-gene signature as an aid for treatment decisions in early breast cancer:updated results of the phase 3 randomised MINDACT trial with an exploratory analysis by age. Lancet Oncol,2021, 22(4):476-488.

[8] YUAN P,HU X,SUN T,et al. Eribulin mesilate versus vinorelbine in women with locally recurrent or metastatic breast cancer:A randomised clinical trial. Eur J Cancer,2019,112:57-65.

[9] ZHANG P,SUN T,ZHANG Q,et al. Utidelone plus capecitabine versus capecitabine alone for heavily pretreated metastatic breast cancer refractory to anthracyclines and taxanes: a multicentre,open-label,superiority,phase 3,randomised controlled trial. Lancet Oncol,2017,18(3):371-383.

[10] FRANCIS PA,PAGANI O,FLEMING G F,et al. SOFT and TEXT Investigators and the International Breast Cancer Study Group. Tailoring Adjuvant Endocrine Therapy for Premenopausal Breast Cancer. N Engl J Med,2018,379(2): 122-137.

[11] DE PLACIDO S,GALLO C,DE LAURENTIIS M,et al. Adjuvant anastrozole versus exemestane versus letrozole, upfront or after 2 years of tamoxifen,in endocrine-sensitive breast cancer(FATA-GIM3):a randomised,phase 3 trial. Lancet Oncol,2018,19(4):474-485.

[12] GOSS P E,INGLE J N,PRITCHARD K I,et al. Extending aromatase-inhibitor adjuvant therapy to 10 years. N Engl J Med,2016,375(3):209-219.

[13] MAMOUNAS E P,BANDOS H,LEMBERSKY B C,et al. Use of letrozole after aromatase inhibitor-based therapy in postmenopausal breast cancer(NRG Oncology/NSABP B-42): a randomised,double-blind,placebo-controlled,phase 3 trial. Lancet Oncol,2019,20(1):88-99.

[14] GNANT M,FITZAL F,RINNERTHALER G,et al. Duration of Adjuvant Aromatase-Inhibitor Therapy in Postmenopausal Breast Cancer. N Engl J Med,2021,385(5):395-405.

[15] RUGO H S,FINN R S,DIÉRAS V,et al. Palbociclib plus letrozole as first-line therapy in estrogen receptor-positive/ human epidermal growth factor receptor 2-negative advanced breast cancer with extended follow-up. Breast Cancer Res

Treat,2019,174(3):719-729.

[16] HORTOBAGYI G N,STEMMER S M,BURRIS H A,et al. Updated results from MONALEESA-2,a phase Ⅲ trial of first-line ribociclib plus letrozole versus placebo plus letrozole in hormone receptor-positive,HER2-negative advanced breast cancer. Ann Oncol,2018,29(7):1541-1547.

[17] JOHNSTON S,MARTIN M,DI LEO A,et al. MONARCH 3 final PFS:a randomized study of abemaciclib as initial therapy for advanced breast cancer. NPJ Breast Cancer. 2019,5:5.

[18] IM SA,LU YS,BARDIA A,et al. Overall Survival with Ribociclib plus Endocrine Therapy in Breast Cancer. N Engl J Med,2019,381(4):307-316.

[19] SLEDGE GW J R,TOI M,NEVEN P,et al. The effect of abemaciclib plus fulvestrant on overall survival in hormone receptor-positive,ERBB2-Negative breast cancer that progressed on endocrine therapy-MONARCH 2:A randomized clinical trial. JAMA Oncol,2020,6(1):116-124.

[20] SLAMON D J,NEVEN P,CHIA S,et al. Overall Survival with ribociclib plus fulvestrant in advanced breast cancer. N Engl J Med,2020,382(6):514-524.

[21] XU B,ZHANG Q,ZHANG P,et al. Dalpiciclib or placebo plus fulvestrant in hormone receptor-positive and HER2-negative advanced breast cancer:a randomized,phase 3 trial. Nat Med,2021,27(11):1904-1909.

[22] ANDRÉ F,CIRUELOS E M,JURIC D,et al. Alpelisib plus fulvestrant for PIK3CA-mutated,hormone receptor-positive, human epidermal growth factor receptor-2-negative advanced breast cancer:final overall survival results from SOLAR-1. Ann Oncol,2021,32(2):208-217.

[23] RUGO H S,LEREBOURS F,CIRUELOS E,et al. Alpelisib

plus fulvestrant in PIK3CA-mutated, hormone receptor-positive advanced breast cancer after a CDK4/6 inhibitor (BYLieve): one cohort of a phase 2, multicentre, open-label, non-comparative study. Lancet Oncol, 2021, 22(4): 489-498.

[24] WU S Y, WANG H, SHAO Z M, et al. Triple-negative breast cancer: new treatment strategies in the era of precision medicine. Sci China Life Sci, 2021, 64(3): 372-388.

[25] BIANCHINI G, DE ANGELIS C, LICATA L, et al. Treatment landscape of triple-negative breast cancer-expanded options, evolving needs. Nat Rev Clin Oncol, 2022, 19(2): 91-113.

[26] SIMMONS C, RAYSON D, JOY A A, et al. Current and future landscape of targeted therapy in HER2-positive advanced breast cancer: redrawing the lines. Ther Adv Med Oncol, 2022, 14: 17588359211066677.

[27] MA F, LI Q, CHEN S, et al. Phase I study and biomarker analysis of pyrotinib, a novel irreversible Pan-ErbB receptor tyrosine kinase inhibitor, in patients with human epidermal growth factor receptor 2-positive metastatic breast cancer. J Clin Oncol, 2017, 35(27): 3105-3112.

第二章 乳腺癌常用药物使用规范

第一节 常用内分泌药物

枸橼酸他莫昔芬（tamoxifen citrate）

（一）剂型、规格

片剂（按他莫昔芬计算） 10mg；20mg。

（二）剂量和用法

口服，一次 10mg，一日 2 次。

（三）不良反应

治疗初期骨和肿瘤疼痛可一过性加重，继续治疗可逐渐减轻。最常见的不良反应为潮热，其他不良反应如下：

1. 胃肠道 患者可出现食欲减退、恶心、呕吐及腹泻等症状。

2. 生殖系统 患者可出现月经失调、闭经、阴道出血、外阴瘙痒、子宫内膜增生、内膜息肉和内膜癌等。

3. 皮肤 患者可出现颜面潮红、皮疹和脱发等症状。

4. 血液系统 偶见白细胞和血小板减少。

5. 肝功能 偶见异常。

6. 眼 长时间（17 个月以上）大量（240～320mg/d）使用，患者可出现视网膜病或角膜浑浊。

7. 罕见但需引起注意的不良反应 包括精神错乱、肺栓塞(表现为气短)、血栓形成、乏力及嗜睡等,在一些病例中,胰腺炎可能与其使用相关。

(四)相互作用

1. 雌激素可影响治疗效果。

2. 抗酸药、西咪替丁、雷尼替丁等在胃内改变 pH,使本品肠衣提前分解,对胃有刺激作用;故与上述药物合用应间隔 1～2 小时。

3. 可增强抗凝血药作用,不宜合用。

4. 与细胞毒性药物合用有增加血栓栓塞的危险。

5. 骨转移患者用药初期,如同时使用能够降低肾脏钙排泄的药物如噻嗪类利尿药,可增加高钙血症的风险。

(五)用药注意事项

1. 禁忌证 对药物过敏者,妊娠、哺乳期患者,有眼底疾病者。

2. 肝肾功能异常者慎用,定期监测肝肾功能。

3. 骨转移患者治疗期间,特别是治疗初期需定期检查血钙。

4. 运动员慎用。

5. 患者应注意每半年或一年做一次妇科检查,并进行经阴道超声或宫腔镜检查了解子宫内膜厚度,以防止出现子宫内膜癌等严重不良反应。

枸橼酸托瑞米芬(toremifene citrate)

(一)剂型、规格

片剂 40mg;60mg。

(二)剂量和用法

口服,一次 60mg,一日 1 次。

(三)不良反应

最常见的不良反应为面部潮红、多汗,其他常见不良反应为：

1. 消化系统 可有恶心、呕吐、食欲缺乏及便秘等。

2. 生殖系统 可有阴道出血、白带及子宫肥大等，罕有子宫内膜息肉、子宫内膜增生或子宫内膜癌。

3. 皮肤及附属物 可有皮疹、瘙痒等，罕有脱发。

4. 中央及外周神经系统 可有头晕等。

5. 精神疾病 可出现抑郁。

6. 其他 可出现疲劳、水肿，偶见血栓栓塞事件，罕见氨基转移酶升高及黄疸。

（四）相互作用

1. 与延长 QTc 间期药物（如奎尼定、胺碘酮等）同时使用时不能排除延长 QTc 间期加性效应，可能增加心室心律失常（如扭转型室性心动过速）的风险，故应避免与相关药物同用。

2. 托瑞米芬的主要代谢途径为 CYP3A 酶系统，该酶系的抑制剂，如伊曲康唑及类似的抗真菌药、红霉素等均可抑制本药代谢；该酶系诱导剂如苯妥英钠、苯巴比妥、卡马西平可加速本药代谢，使稳态血药浓度下降。

3. 抗雌激素药物与华法林类抗凝血药有协同作用，可引起出血时间严重延长，应避免同用。

（五）用药注意事项

1. 禁忌证 对药物及辅料过敏者；患有子宫内膜增生症或严重肝衰竭患者禁止长期服用；患有 QT 间期延长者或既往有心律失常症状者。

2. 治疗前进行妇科检查确定是否存在子宫内膜异常。用药后每年至少进行一次妇科检查。

3. 既往有血栓性疾病史的患者一般不接受本品治疗。

4. 非代偿性心功能不全及严重心绞痛患者慎用。

氟维司群（fulvestrant）

（一）剂型、规格

注射液　5ml∶0.25g。

（二）剂量和用法

臀部缓慢肌内注射，一次 500mg，每 28 天 1 次；首次使用需在第 15 天时增加 1 次 500mg 剂量给药。

（三）不良反应

1. 全身及注射部位　注射部位反应，虚弱无力。

2. 肝胆　谷草转氨酶（GOT）、谷丙转氨酶（GPT）、碱性磷酸酶（ALP）升高。

3. 胃肠道　恶心、呕吐、腹泻。

4. 神经系统　头痛。

5. 心血管系统　潮热。

6. 代谢及营养　厌食。

7. 皮肤及皮下组织　皮疹。

8. 感染　泌尿道感染。

9. 免疫系统　过敏反应。

（四）相互作用

氟维司群与 CYP3A4 诱导剂（利福平）或抑制剂（伊曲康唑）同时使用时，无须调整氟维司群给药剂量。

（五）用药注意事项

1. 禁忌证　对药物或辅料过敏者，孕妇、哺乳期患者，严重肝功能损害者。

2. 轻度至中度肾功能损害患者（肌酐清除率≥30ml/min），无须调整剂量。未在严重肾功能损害患者（肌酐清除率<30ml/min）中评价药物的安全性和有效性，建议慎用。

3. 轻度至中度肝功能损害患者无须调整剂量，但氟维司群的体内暴露可能增加,应慎用。

4. 运动员慎用。

5. 出血倾向、血小板减少症、正接受抗凝血药治疗的患者慎用。

6. 晚期乳腺癌患者血栓栓塞常见,用药过程中,高危患者应注意严密监测。

7. 用药期间存在发生骨质疏松的风险,但目前尚无氟维司群对骨骼作用的长期资料。

8. 驾驶和操作机械时应特别谨慎。

阿那曲唑(anastrozole)

(一)剂型、规格

片剂 1mg。

(二)剂量和用法

口服,一次 1mg,一日 1 次。

(三)不良反应

1. 心血管系统 潮热。

2. 消化系统 恶心、呕吐、腹泻及便秘。

3. 神经系统 头痛、嗜睡、腕管综合征、感觉障碍(包括感觉异常、味觉丧失及味觉异常)。

4. 肌肉骨骼系统 关节痛、关节僵直、关节炎、骨痛、肌痛及扳机指。

5. 皮肤和皮下组织 皮疹、毛发稀疏、多形性红斑及史 - 约综合征(Stevens-Johnson 综合征),变态反应包括血管性水肿、荨麻疹和过敏。

6. 肝胆 GOT、GPT 和 ALP 升高,γ- 谷氨酰转肽酶(γ-GT)或胆红素升高及肝炎。

7. 代谢和营养 厌食及高胆固醇血症。

8. 生殖系统 阴道干涩及阴道出血等。

9. 其他 乏力。

（四）相互作用

不宜与含有雌激素的疗法同用。

（五）用药注意事项

1. 禁忌证　绝经前患者,孕妇、哺乳期患者,严重肾功能损害者(肌酐清除率<30ml/min),中重度肝功能损害者,对药物或辅料过敏者,同时应用含雌激素治疗者,合并使用他莫昔芬者。

2. 不推荐用于儿童。

3. 运动员慎用。

4. 伴有骨质疏松或潜在骨质疏松风险的妇女应在治疗前后定期检查骨密度,并适时给予预防与治疗。

5. 患有半乳糖不耐受症、原发性肠乳糖酶缺乏或葡萄糖 - 半乳糖吸收不良遗传疾病者不应服用。

6. 驾驶和机械操作者慎用。

来曲唑（letrozole）

（一）剂型、规格

片剂　2.5mg。

（二）剂量和用法

口服,一次 2.5mg,一日 1 次。

（三）不良反应

1. 心血管系统　常见热潮红、高血压,罕见血栓栓塞、静脉炎。罕见心悸、心动过速等。

2. 代谢和营养　常见食欲下降、食欲增加、体重增加,罕见高胆固醇血症。

3. 消化系统　常见恶心、呕吐、消化不良、便秘及腹泻等,罕见腹痛、口腔炎及氨基转移酶升高。

4. 神经系统与精神疾病　常见头痛、头晕及抑郁,罕见焦虑。

5. 皮肤及皮下组织　常见脱发、多汗、红斑、斑丘疹、银屑病及皮肤干燥等,罕见瘙痒症。

6. 肌肉及结缔组织　常见关节痛、肌痛、骨痛、骨质疏松及骨折,罕见关节炎。

7. 全身　常见疲劳、虚弱不适及外周水肿,罕见发热及口渴。

8. 其他　偶见阴道流血、阴道异常分泌及乳腺疼痛等。

（四）相互作用

西咪替丁及华法林对其药代动力学无显著临床影响;应避免与他莫昔芬、其他抗雌激素或含雌激素药物同时使用,因为这些药物会抵消本品的药理作用。

（五）用药注意事项

1. 禁忌证　对药物及辅料过敏者,绝经前患者,孕妇、哺乳期患者。

2. 绝经后妇女治疗前须检查患者的黄体生成素（luteinizing hormone,LH）、卵泡刺激素（follicle-stimulating hormone,FSH）和/或雌二醇水平,从而确定其绝经状态。

3. 不得与其他含雌激素的药物同时使用。

4. 药物可降低血清雌激素水平,长期使用可能导致骨密度降低。

5. 严重肝功能不全的患者,其全身药物浓度和药物的终末半衰期接近健康志愿者的 2 倍,应严密观察。

6. 肝和/或肾功能不全患者（肌酐清除率≥10ml/min）无须调整剂量,肌酐清除率<10ml/min 的患者慎用。

7. 运动员慎用。

8. 驾驶车辆或操作机器者应谨慎。

依西美坦（exemestane）

（一）剂型、规格

片剂　25mg。

（二）剂量和用法

口服，一次 25mg，一日 1 次，建议餐后服用。

（三）不良反应

1. 心血管系统 轻度至中度潮热。

2. 神经系统与精神疾病 常见抑郁、失眠、头痛、头晕及腕管综合征，少见嗜睡。

3. 消化系统 常见腹痛、恶心、呕吐、腹泻、便秘及消化不良。

4. 皮肤及皮下组织 常见出汗增多、脱发及皮疹。

5. 肌肉骨骼 常见关节和肌肉骨骼痛、骨折及骨质疏松。

6. 肝胆 常见氨基转移酶升高、血胆红素升高及血碱性磷酸酶升高。

7. 其他 常见厌食、疼痛、疲劳及外周性水肿，少见乏力。

（四）相互作用

1. 与 CYP3A4 强诱导剂，如利福平、抗惊厥药（苯妥英、卡马西平等）及某些含有贯叶连翘提取物的中草药制剂合并用药时，可以显著减少依西美坦的暴露，可能会降低其疗效。

2. 不可与雌激素类药物合用。

（五）用药注意事项

1. 禁忌证 对药物或辅料过敏者，绝经前患者，孕妇及哺乳期患者。

2. 用药前应通过评估 LH、FSH 和雌二醇水平确认妇女是否处于绝经后状态。

3. 中重度肝、肾功能不全者慎用。

4. 患有骨质疏松或有相关风险患者，在使用该药前，需行骨密度检查，必要时对症治疗。

5. 乳腺癌患者普遍缺乏维生素 D，在使用该药前，建议行 25- 羟基维生素 D 水平的评估,维生素 D 缺乏症者需接受维生素 D 补充剂。

醋酸戈舍瑞林(goserelin acetate)

(一)剂型、规格

缓释植入剂 每支 3.6mg;10.8mg。

(二)剂量和用法

腹前壁皮下注射,一次 3.6mg,每 28 天 1 次;或一次 10.8mg,每 3 个月 1 次。

(三)不良反应

1. 局部反应 注射部位损伤(如疼痛、血肿及出血等)。

2. 肌肉骨骼系统 常见骨骼疼痛,偶见关节痛。

3. 神经系统 常见感觉异常。

4. 皮肤及皮下组织 常见多汗及皮疹。

5. 低雌激素症状 潮红、多汗及性欲下降。女性:头痛,情绪变化。

6. 女性生殖器 阴道干燥出血,乳房变化。

(四)相互作用

与 IA 类(如奎尼丁)或Ⅲ类抗心律失常药物(如胺碘酮)、美沙酮、莫西沙星、抗精神病药物等合用时,应谨慎。

(五)用药注意事项

1. 禁忌证 对药物或其他促黄体素释放激素(LHRH)类似物过敏者,孕妇、哺乳期患者。

2. 女性使用本品可能引起骨密度下降。

3. 有导致子宫颈阻力增加,扩张子宫颈困难的风险。

4. 肾、肝功能不全者及老年患者不需要调整剂量。

5. 运动员慎用。

醋酸亮丙瑞林（leuprorelin acetate）

（一）剂型、规格

瓶装、预充式注射器　1.88mg；3.75mg；11.25mg。

（二）剂量和用法

皮下注射，一次3.75mg，每28天1次，当患者体重低于50kg时，可以使用1.88mg的剂型；或一次11.25mg，每12周1次。

（三）不良反应

1. 低雌激素症状　常见潮红、热感、肩部僵硬、头痛、失眠、眩晕及发汗。偶见性欲减退、发冷、视觉障碍及情绪不稳定。

2. 女性生殖器　偶见子宫出血、阴道干燥、性交痛、阴道炎、卵巢过度刺激综合征、乳房疼痛、肿胀感或萎缩。

3. 肌肉骨骼系统　常见关节痛和骨痛。偶见关节强直、腰痛、肌肉痉挛、骨质下降、血清磷升高或高钙血症。

4. 皮肤　偶见痤疮、皮肤干燥、脱发、多毛、趾甲异常。

5. 神经系统　偶见困倦、焦躁感、记忆减退、注意力降低及感觉异常。

6. 过敏　偶见皮疹或瘙痒。

7. 肝脏　偶见GOT、GPT、ALP、乳酸脱氢酶（LDH）、γ-GT或胆红素升高。罕见黄疸。

8. 消化系统　偶见恶心、呕吐、食欲缺乏、腹痛、腹部胀满、腹泻、便秘、口腔炎症及口渴。

9. 循环系统　偶见心悸、血压升高。

10. 血液系统　偶见红细胞增多、贫血、白细胞减少、血小板减少及部分凝血活酶时间（APTT）延长。

11. 泌尿系统　偶见尿频、排尿困难或血尿素氮

（BUN）升高。

12. 给药部位 偶见注射部位疼痛、硬结、发红。罕见脓肿。

13. 其他 偶见疲劳感、倦怠、无力、口唇或肢体发麻、腕管综合征、耳鸣、耳聋、胸部不适、水肿、体重增加、下肢痛、呼吸困难、发热、总胆固醇、低密度脂蛋白（LDL）或甘油三酯升高、高钾血症。罕见体重降低、味觉异常、甲状腺功能异常。

（四）相互作用

治疗子宫内膜异位症和子宫肌瘤时,亮丙瑞林通过降低性激素分泌达到治疗目的,给予性激素类化合物及其复方制剂会使本药疗效降低。暂无与治疗乳腺癌药物相互作用的证据。

（五）用药注意事项

1. 禁忌证 对药物、合成 LHRH 或 LHRH 衍生物有过敏史者,孕妇、哺乳期患者,计划怀孕患者及有性质不明、异常阴道出血者。

2. 本品只作为皮下给药,静脉注射可能会引起血栓形成。

醋酸甲羟孕酮（medroxyprogesterone acetate）

（一）剂型、规格

片剂 500mg。

（二）剂量和用法

口服,需在有经验医生指导下服用,每天 500～1 500mg,最高剂量 2 000mg/d,大剂量可分成每天 2～3 次用药。

（三）不良反应

1. 免疫系统 偶见血管性水肿,罕见药物性超敏反应等。

2. 内分泌系统 偶见皮质激素样作用(如库欣综合征)。

3. 神经系统 常见头痛、头晕、颤抖及失眠,偶见抑郁,罕见嗜睡等。

4. 皮肤和黏膜 常见多汗,偶见痤疮及多毛,罕见脱发及皮疹等。

5. 消化系统 常见恶心、呕吐及便秘,偶见腹泻,罕见黄疸。

6. 生殖系统及乳房 偶见功能失调性子宫出血及乳房胀痛。

7. 其他 常见体液潴留、体重波动,罕见不适、发热、糖耐量减低及血压升高。

(四)相互作用

1. 氨鲁米特与醋酸甲羟孕酮同时使用时,可以显著地抑制醋酸甲羟孕酮的生物利用度。

2. 联合巴比妥、苯妥英、扑米酮、卡马西平、利福平和灰黄霉素等酶诱导剂治疗会增加本品在肝脏的分解代谢。

3. 孕激素及其类似物(如醋酸甲羟孕酮)能抑制环孢素代谢,从而增加血浆环孢素浓度,因此增加其毒性作用。

4. 在某些患者中观察到应用孕激素时会出现糖耐量减低,机制不明。因此,糖尿病患者在接受孕激素治疗期间应严密观察。在应用醋酸甲羟孕酮治疗时或治疗后,有必要调整降糖治疗方案。

(五)用药注意事项

1. 禁忌证 对药物及赋形剂过敏者、血栓性静脉炎、血栓栓塞性疾病、脑卒中或患有上述疾病相关的病史者、严重肝功能不全、骨转移患者出现高钙血症者、流产者、妊娠者、原因不明的阴道或尿道出血者、不明原因的乳腺疾病者。

2. 由于醋酸甲羟孕酮可增强凝血功能,若出现血栓栓塞性疾病、偏头痛、突发性部分或完全失明、复视、视盘水肿、视网膜血管损害等症状,应立即停药。

3. 可影响下列实验室检查结果　绒毛膜促性腺激素水平、血浆孕酮水平、尿孕二醇水平、血浆睾酮水平(男性)、血浆雌激素水平(女性)、血浆皮质醇水平、糖耐量试验、美替拉酮试验。

醋酸甲地孕酮(megestrol acetate)

(一) 剂型、规格

分散片　40mg;160mg。

软胶囊　40mg。

(二) 剂量和用法

甲地孕酮分散片:口服,一次160mg,每天一次或遵医嘱分次使用。

甲地孕酮软胶囊:口服,一般剂量,一次160mg,每天一次。高剂量,一次160mg,一日2～4次。

(三) 不良反应

1. 体重增加　常见,且常伴有食欲增加。对于癌症恶病质患者及体重下降、食欲减退的癌症患者,这种副作用常常是有益的。

2. 血栓栓塞现象　罕见报道,包括血栓性静脉炎及肺动脉栓塞。

3. 其他　偶见恶心、呕吐、水肿和子宫突发性出血,可发生于1%～2%的患者。罕见呼吸困难、心力衰竭、高血压、脸发热与潮红、情绪改变、库欣面容、高血糖、秃发、腕管综合征、皮疹、肾上腺功能减退等。

(四) 相互作用

尚不明确。

（五）用药注意事项

1. 禁忌证　对药物过敏者,伴有严重血栓性静脉炎、血栓栓塞性疾病、严重肝功能损害者和因骨转移产生高钙血症者。

2. 由于在妊娠期前 4 个月内应用孕酮类药物对胎儿具有潜在性伤害,故不应推荐在妊娠期前 4 个月内应用本品。

3. 本品对于新生儿具有潜在的毒害作用,哺乳期妇女在用药期间应停止哺乳。

第二节　常用化疗药物

盐酸多柔比星（doxorubicin hydrochloride）

（一）剂型、规格

1. 注射用粉针剂　10mg;50mg。

2. 注射液　5ml:10mg。

3. 盐酸多柔比星脂质体注射液　20mg:10ml。

（二）剂量和用法

1. 用法用量　多柔比星注射剂,40～60mg/m²,静脉注射。多柔比星脂质体注射液适用于复发或转移乳腺癌,20～30mg/m²。

2. 配制注意事项

（1）注射用粉针剂:用注射用水或氯化钠注射液、葡萄糖注射液溶解,可轻摇半分钟使内容物溶解,但不要翻转小瓶,稀释至 2mg/ml。

（2）注射液:缓慢静脉注射或稀释后静脉滴注。

（3）多柔比星脂质体:5% 葡萄糖注射液 250～500ml 稀释后静脉滴注。

（4）如果皮肤接触到本品,应立即用肥皂和清水彻底清洗;如果眼部接触本品,应以碳酸氢钠溶液冲洗眼部。

3. 剂量调整　中度肝功能受损者用常用量的 1/2,重度肝功能受损者用常用量的 1/4,严重肝损伤者避免使用。

（三）不良反应

1. 血液系统　骨髓抑制是主要的剂量限制性毒性反应。表现为白细胞减少、中性粒细胞减少、贫血和血小板减少。

2. 心血管系统　可出现一过性心电图改变,表现为室上性心动过速、传导阻滞、ST-T 改变,不必立即中止本品治疗。少数患者可出现延迟性进行性心肌病变,表现为充血性心力衰竭,有时可在停药 1～6 个月后发生。与累积剂量密切相关,累积剂量达 $450～550mg/m^2$,发生不可逆性充血性心力衰竭的危险性大大增加,建议最大累积剂量不超过 $550mg/m^2$。心脏毒性除考虑多柔比星的用药总量,还应对患者既往或同时使用的心脏毒性药品进行综合评定。建议在每个疗程前后都应检查心电图。当本品累积剂量超过 $450mg/m^2$ 时,须在每次用药前监测左心室射血分数。

3. 消化系统　表现为食欲减退、恶心、呕吐,也可以出现口腔黏膜红斑、溃疡,以及食管炎、胃炎、结肠炎等。

4. 皮肤系统　常见脱发,皮肤瘙痒,皮肤、指甲色素沉着,皮疹,手足综合征。

5. 其他　药物浓度高可引起静脉炎,外渗会出现组织溃烂和坏死。

（四）相互作用

1. 与其他细胞毒性药物联合应用时,可能出现毒性作用叠加,特别是血液学和胃肠道的毒性作用。

2. 与其他有潜在心脏毒性的抗肿瘤药物(如氟尿嘧啶、环磷酰胺、顺铂等)或与其他具有心脏活性药物

（如钙通道阻滞剂）共同使用时，心脏毒性可能叠加，需在整个治疗期间监测心脏功能。联用曲妥珠单抗，必须密切监测心脏功能。

3. 与硫唑嘌呤合用增加肝脏毒性风险；与 CYP3A4 抑制剂（如维拉帕米）或 P- 糖蛋白抑制剂（如地尔硫䓬）合用增加多柔比星的血药浓度。

4. 多柔比星给药前使用紫杉醇可能会增加多柔比星和 / 或其代谢物的血药浓度，建议先用多柔比星后用紫杉醇，减少上述效应发生。

（五）用药注意事项

1. 安全性

（1）缓慢静脉给药，禁用于肌内和皮下注射。

（2）严重心律失常、心功能不全、既往心肌梗死的患者禁用；已使用最大剂量蒽环类药物的患者禁用。

2. 稳定性

（1）注射用粉针剂：室温 15～30℃ 避光贮藏。复配后的溶液于室温避光可保存 24 小时，4～10℃ 可保存 48 小时。注射液：开封稀释后在 2～8℃ 避光可保存 24 小时，不能冷冻。

（2）避免与碱性溶液长期接触。不可与肝素混合，亦不建议本品与其他药物混合。

3. 其他 建议中心静脉置管，如果发生任何外渗的迹象（如刺痛、红斑）都应立即停止输注，从另一静脉重新开始。并以 1% 次氯酸钠溶液处理或冰敷外渗部位 30 分钟，每天 4 次，持续 3 天，减轻局部反应。

盐酸表柔比星（epirubicin hydrochloride）

（一）剂型、规格

1. 注射用粉针剂 10mg；50mg。

2. 注射液 5ml：10mg。

（二）剂量和用法

1. 用法用量 60～120mg/m^2,静脉注射。

2. 配制注意事项

（1）注射用粉针剂:用注射用水或氯化钠注射液（不同厂家溶媒规定不同）溶解,可轻摇半分钟使内容物溶解,但不要翻转小瓶。稀释到 2mg/ml。

（2）注射液:缓慢静脉注射,或氯化钠注射液稀释后静脉滴注。

3. 剂量调整 中度肝功能受损者用常用量的 1/2,重度肝功能受损者用常用量的 1/4,避免用于严重肝损伤的患者。

（三）不良反应

1. 心脏毒性 与多柔比星相似,但程度较多柔比星低,表柔比星和多柔比星引起相同程度心功能减退的累积剂量之比为 2∶1。当表柔比星总累计剂量超过 900mg/m^2 时,进展性充血性心力衰竭的发生率明显升高,累积剂量一般不超过 900mg/m^2,且在每个疗程前后都应进行心电图检查。

2. 血液系统及胃肠道不良反应 与多柔比星类似,表现为白细胞减少、中性粒细胞减少、贫血和血小板减少,食欲减退、恶心、呕吐、口腔黏膜炎等。

3. 其他 脱发常见。黏膜炎,用药的第 5～10 天出现,通常发生在舌侧及舌下黏膜。还可能出现注射部位静脉炎、月经不调、结膜炎、角膜炎等。

（四）相互作用

1. 可能与环磷酰胺、氟尿嘧啶、甲氨蝶呤、顺铂等发生协同作用。可能与柔红霉素和多柔比星交叉耐药。与严重骨髓抑制的亚硝脲类、丝裂霉素、大剂量环磷酰胺或胸部放疗等同用应酌减剂量。

2. 尽可能避免同时应用可能导致心脏或肝功能

损害的药物,以避免增加心脏或肝功能损害。与曲妥珠单抗合用,须密切监测心脏功能。

3. 西咪替丁可显著增加本品的血药浓度、降低本品的药物清除率,因此表柔比星治疗期间应停用西咪替丁。因可能增加感染的风险,故表柔比星治疗期间慎行各种减毒活疫苗的接种。

4. 给药顺序　表柔比星给药前使用紫杉醇可能会增加表柔比星和/或其代谢物的血药浓度,建议在紫杉醇前使用表柔比星,减少上述效应发生。

(五)用药注意事项

1. 安全性

(1)本品禁止肌内注射和鞘内注射。

(2)禁用于因化疗或放疗而造成明显骨髓抑制的患者。禁用于已用最大剂量蒽环类药物(如多柔比星或柔红霉素)的患者。禁用于心肌病、近期发作心肌梗死或严重心律失常等心脏病病史的患者。

(3)用药前或同时放射治疗,纵隔、心包区域会增加心脏毒性风险,需要监测心功能。

2. 稳定性

(1)注射用粉针剂:开封前于室温 15～30℃避光保存,开封后 24 小时用完。复配溶液于 2～8℃避光可保存 24 小时。注射液:开封前于 2～8℃避光保存,不得冷冻,开封后 24 小时用完。

(2)表柔比星不可与肝素、头孢菌素类混合,亦不建议本品与其他药物混合。

3. 其他

(1)用药时应注意避光,建议中心静脉导管输注,先注入生理盐水检查输液管通畅性并确认注射针头在静脉之后再缓慢给药,输注完成后用生理盐水冲洗。一旦发生外溢可引起静脉炎或血栓性静脉炎,应立即停止输注。

（2）面部潮红、血管出现局部红斑条纹预示滴速过快。

盐酸吡柔比星（pirarubicin hydrochloride）

（一）剂型、规格

注射用粉针剂　10mg；20mg。

（二）剂量和用法

1. 用法用量　$40 \sim 50mg/m^2$，静脉注射。

2. 配制注意事项　用 10ml 注射用水或 5% 葡萄糖注射液溶解。

（三）不良反应

1. 血液系统　骨髓抑制为剂量限制性毒性，主要为粒细胞减少，贫血和血小板减少少见。

2. 心血管系统　心脏毒性低于多柔比星，急、慢性心脏毒性的发生率约分别为多柔比星的 1/7 和 1/4。吡柔比星总累积剂量限制为 $700 \sim 950mg/m^2$。每周期前均要进行心电图检查。

3. 消化系统　最常见的胃肠道反应为恶心、呕吐、食欲缺乏、口腔黏膜炎、腹泻。

4. 其他　肝肾功能异常、脱发、皮肤色素沉着等，偶有皮疹。

（四）相互作用

1. 本品与其他有潜在心脏毒性或细胞毒性药物合用时，可能出现心脏毒性或骨髓抑制作用的叠加，应密切注意心脏功能和血液学监测。

2. 与曲妥珠单抗合用，增加心脏功能障碍风险，须密切监测心脏功能。

（五）用药注意事项

1. 安全性

（1）本品不能皮下和肌内注射。

（2）密切监测心脏功能、肝肾功能、血细胞计数及继发感染等情况,对合并感染、水痘等症状的患者应慎用本药。

2. 稳定性 常用 5% 的葡萄糖注射液或注射用水稀释,溶解后药液尽快用完,室温下放置不得超过 6 小时。

3. 其他 输注过程中严格避免药液外渗。一旦发生渗漏,可能产生血管痛、静脉炎、注射部位硬结坏死,建议迅速停止输注,局部利多卡因封闭,必要时硫酸镁湿敷合用激素治疗。

紫杉醇（paclitaxel）

（一）剂型、规格

1. 注射液 5ml：30mg；10ml：60mg；16.7ml：100mg；25ml：150mg。

2. 注射用紫杉醇脂质体 30mg。

（二）剂量和用法

1. 用法用量 80～175mg/m^2,静脉注射,输注时间大于 3 小时。

2. 预处理 为了防止发生严重的过敏反应,接受本品的所有患者均需预防用药,通常在用紫杉醇注射液之前 12 小时及 6 小时共给予地塞米松 20mg 口服,或在使用本品之前 30～60 分钟静脉滴注地塞米松 20mg。同时在使用本品之前 30～60 分钟肌内注射或静脉注射苯海拉明 50mg,以及静脉注射西咪替丁 300mg 或雷尼替丁 50mg。

注射用紫杉醇脂质体的预处理:静脉注射地塞米松 5～10mg;肌内注射苯海拉明 50mg;静脉注射西咪替丁 300mg。

3. 配制注意事项 浓缩注射剂在滴注前必须加以稀释,最终稀释至浓度为 0.3～1.2mg/ml。配制本品时建议戴手套。如果皮肤接触到本品,应立即用肥皂和水彻底清洗。眼部或黏膜接触到本品,立即用水彻底冲洗。

（三）不良反应

1. 血液系统　骨髓抑制是主要的剂量限制性毒性反应。中性粒细胞减少发生率超过 90%,贫血发生率近 80%。

2. 过敏反应　在本品治疗前所有患者均应接受药物预处理,严重的过敏症状通常出现于治疗的第 1 小时,最常见的症状是:呼吸困难、脸红、胸痛、心动过速,应立即中断治疗并给予抗过敏药物。

3. 神经系统　神经系统临床症状的发生率和严重程度呈剂量依赖性。多为外周神经病变,最常表现为麻木和感觉异常,感觉神经症状通常在治疗停止后几个月内好转或缓解。

4. 心血管系统　低血压、心动过速、高血压等。偶尔会因为高血压需要中断或停止紫杉醇治疗。建议紫杉醇治疗中监测生命体征,尤其是输注的第 1 小时。

5. 胃肠道　消化道反应多为恶心、呕吐、腹泻、黏膜炎,通常是轻到中度,化疗时应采取相应的止吐方案预防性治疗。

6. 大多数患者可发生脱发。

（四）相互作用

1. 与 CYP450 酶诱导剂如利福平、卡马西平、苯妥英等合用,可能降低紫杉醇血药浓度;与 CYP450 酶抑制剂如红霉素、氟西汀、吉非罗齐等合用,可能增加紫杉醇血药浓度和不良反应,合用需要调整紫杉醇剂量并监测患者不良反应与临床症状。

2. 禁止合用药品　使用本品时接种活疫苗可增加疫苗感染风险,禁止接种活疫苗。

3. 当紫杉醇与多柔比星联合使用时,可能会提高多柔比星及其活性代谢产物的血药浓度。建议先用多柔比星后用紫杉醇。

4. 使用紫杉醇注射液和顺铂作序贯滴注时,在顺铂之后给予紫杉醇骨髓抑制更为严重。因此联合使用时应先用紫杉醇,可减少骨髓抑制的发生。

(五)用药注意事项

1. 安全性

(1)禁用于对紫杉醇或其辅料聚氧乙烯蓖麻油(Cremophor EL)有过敏反应病史者。注射用紫杉醇脂质体:不含聚氧乙烯蓖麻油。

(2)紫杉醇注射液必须在有化疗经验的内科医生监督下使用,使用前须备有抗过敏反应药物及相应的抢救器械。

2. 稳定性　未开封的紫杉醇注射液于室温(15～30℃)条件下贮藏。复配后的溶液于室温(约25℃)可稳定 27 小时。剧烈搅动、震动或摇晃可能会产生沉淀。注射用紫杉醇脂质体:遮光、密闭,在2～8℃保存,溶于 5% 葡萄糖注射液后,在室温(25℃)和室内灯光下 24 小时内稳定。

3. 其他　不提倡将未经稀释的浓缩液接触含增塑剂的聚氯乙烯(PVC),滴注时应采用不含 PVC 的输液瓶和输液器,使用 0.22μm 的微孔滤膜作为终端滤器。

多西他赛(docetaxel)

(一)剂型、规格

注射液　0.5ml:20mg;1ml:20mg;2ml:40mg;4ml:80mg;1ml:40mg;2ml:80mg。

(二)剂量和用法

1. 用法用量　60～100mg/m^2,静脉滴注,输注 1 小时。

2. 配制注意事项 从冰箱中取出后在室温下放置 5 分钟,如果配有溶剂,将注射溶剂全部转到多西他赛瓶中,吸取所需剂量多西他赛,注入 5% 葡萄糖注射液或 0.9% 氯化钠注射液中,轻轻摇动,混合均匀,使最终浓度不超过 0.74mg/ml。如果多西他赛预注射液或注射用液接触到皮肤,应立即用肥皂和水彻底地清洗皮肤;接触到黏膜,立即用水彻底冲洗。

（三）不良反应

1. 血液系统 骨髓抑制是主要的剂量限制性毒性反应。中性粒细胞减少常见,其次为贫血、血小板减少。

2. 过敏反应 大多发生在输注的最初几分钟内,通常是轻、中度。最常见症状是伴或不伴有瘙痒的红斑及皮疹、胸闷、背痛、呼吸困难等。重度反应包括低血压、支气管痉挛、全身皮疹,需停止输注并对症治疗后方可恢复。

3. 神经系统 轻至中度感觉神经症状包括感觉异常,感觉障碍或疼痛。

4. 全身及注射部位反应 包括不能耐受的外周水肿,也有少数发生胸膜腔积液、心包积液、腹水。外周水肿通常开始于下肢并可能发展至全身并伴有体重增加。

5. 皮肤反应 常表现为皮疹。

6. 其他 可能发生脱发、恶心、呕吐、口腔炎、腹泻和虚弱、低血压、心律失常、肺水肿及高血压等。

（四）相互作用

1. 多西他赛的蛋白结合率高,体外实验显示红霉素、苯海拉明、普萘洛尔、普罗帕酮、苯妥英钠、水杨酸类药物、磺胺甲噁唑、丙戊酸钠、地塞米松不影响多西他赛与蛋白的结合,多西他赛不影响洋地黄毒苷的蛋白结合率。

2. 增加多西他赛暴露量和不良反应的药物
CYP450 酶抑制剂如红霉素、环孢素、特非那定等。

3. 给药顺序

（1）TAC 方案（多西他赛、多柔比星、环磷酰胺）：
给予多柔比星及环磷酰胺 1 小时后，再给予多西他赛。

（2）含曲妥珠单抗的化疗方案：多西他赛首次静脉
给药应于曲妥珠单抗首次用药后一天。如果患者对前
次曲妥珠单抗剂量耐受良好，多西他赛以后的用药应
紧随曲妥珠单抗静脉输注后给药。

（五）用药注意事项

1. 安全性

（1）多西他赛只能用于静脉滴注。

（2）多西他赛必须在有化疗经验的医生指导下使
用，注射本品前须备有抗过敏反应药物及相应的抢救
器械，开始滴注的 10 分钟内密切监测生命体征，并在
滴注期间和以后关注过敏反应。

2. 稳定性　预注射液在 2～8℃或室温保存，可稳
定 8 小时；复配后的溶液，应在室温及正常光线下于 4
小时内使用。

3. 其他　避免多西他赛接触含增塑剂的 PVC 材
料，滴注时应采用不含 PVC 的输液器。

注射用紫杉醇（白蛋白结合型）[paclitaxel for injection（albumin bound）]

（一）剂型、规格

注射用粉针剂：100mg。

（二）剂量和用法

1. 用法用量　$100～260\text{mg/m}^2$，静脉滴注至少 30
分钟。

2. 预处理　给药前无须抗过敏药预处理。

3. 配制注意事项 将 0.9% 氯化钠注射液 20ml 沿瓶内壁缓慢注入(约 1 分钟),使紫杉醇分散溶解为 5mg/ml 的溶液,勿将 0.9% 氯化钠注射液直接注射到冻干粉上,以免形成泡沫。注入完成后静置至少 5 分钟,以保证冻干粉完全浸透。轻轻摇动或缓慢地上下翻转至少 2 分钟,让瓶内所有冻干粉完全分散溶解,避免形成泡沫;如产生泡沫,静置 15 分钟,直到泡沫消退。计算给药容积,准确抽取所需的悬浮液,用 0.9% 氯化钠注射液稀释后进行静脉滴注。配制本品时建议戴手套。如皮肤接触到冻干粉或已溶解的悬浮液,应立即用肥皂水彻底冲洗;如果黏膜接触本药,应用流动水冲洗。

(三) 不良反应

1. 血液系统 中性粒细胞减少是最重要的剂量限制性毒性,一般很快能恢复正常。260mg/m^2 的剂量使 4 度中性粒细胞减少发生率为 7%。其他包括贫血发生率,血小板减少等。

2. 过敏反应 过敏反应较紫杉醇发生率低,通常为 1 级、2 级过敏反应,表现为皮肤瘙痒、皮疹。发生严重过敏反应少见。

3. 神经系统 神经系统症状出现的频率和严重程度较紫杉醇高,且受既往或同时是否使用神经毒性药物的影响。通常情况下,单用本药治疗的患者出现神经系统症状的频率和严重性有剂量依赖性。71%~76% 出现感觉神经毒性,3 级反应发生率为 5%~7%,症状缓解时间为 8~33 天。一般 1 级或 2 级的周围神经毒性不需要调整剂量,3 级的周围神经毒性要停止治疗至恢复到 2 级以下,并在后续的治疗中降低剂量。

4. 心血管系统 给药过程中可见心电图改变、轻度低血压等,这些生命指征的改变通常无症状,严重心血管不良事件少见。

5. 胃肠道反应　恶心、呕吐、腹泻和口腔黏膜炎等。有可能出现肠梗阻、胰腺炎和缺血性结肠炎。

6. 其他　视物模糊或复视、乏力、脱发、咳嗽或呼吸困难。注射部位反应较轻微,且不常见。

（四）相互作用

1. 本品未进行药物相互作用研究。

2. 紫杉醇是由 CYP2C8 和 CYP3A4 代谢。本品与 CYP2C8、CYP3A4 抑制剂如红霉素、氟西汀等合用时,可能增加本药毒性。

（五）用药注意事项

1. 安全性

（1）本品不能与其他紫杉醇类制剂进行替代或混合。

（2）疲劳、嗜睡和不适等不良事件可能会对驾驶和机器操作造成影响。

2. 稳定性

（1）本品未开封前于 $20 \sim 30\,^{\circ}\!\mathrm{C}$ 避光保存。

（2）本品复配后立即使用,分散溶解于原西林瓶中 $2 \sim 8\,^{\circ}\!\mathrm{C}$ 避光可保存 8 小时。

（3）包含复配在西林瓶和输液袋中的保存时间总和为 8 小时,在输液袋中室温（近 $25\,^{\circ}\!\mathrm{C}$）和避光条件下最多可保存 4 小时。

3. 其他　不建议在输液管线上加装终端滤器。如果应用含有硅油润滑剂的装置如针头或输液袋,会导致蛋白质凝聚。配制完成后的输液在转运过程中注意尽量不振摇,以免产生过多的泡沫。

长春瑞滨（vinorelbine）

（一）剂型、规格

1. 注射用粉针剂　10mg；15mg；20mg。

2. 注射液　1ml∶10mg;2ml∶20mg;5ml∶50mg。

3. 胶囊　20mg;30mg。

(二)剂量和用法

1. 用法用量　剂量为 $25\sim30mg/m^2$,于 $15\sim20$ 分钟内静脉滴注。口服胶囊 $60\sim80mg/m^2$,每周 1 次,用于计算剂量的最大体表面积值为 $2m^2$;口服,进餐时或餐后服用,建议用餐时用水送服,禁止咀嚼或吮吸胶囊。

2. 配制注意事项　用 0.9% 氯化钠注射液溶解、稀释,于短时间内静脉输注,然后静脉滴注氯化钠注射液冲洗静脉。药物喷射入眼时可导致角膜溃疡,应立即用大量 0.9% 氯化钠注射液冲洗;接触到皮肤应用清水和肥皂清理,然后用水清洗。

3. 剂量调整

(1)注射剂:肝功能不全患者应减量。

(2)口服胶囊:在 3 个疗程用药之后,可将长春瑞滨软胶囊的剂量增至 $80mg/m^2$;每周 1 次服用,但前 3 次应用 $60mg/m^2$ 剂量时,中性粒细胞若曾有一次 $<500/mm^3$ 或不止一次低至 $500\sim1\ 000/mm^3$ 的患者仍用 $60mg/m^2$ 剂量。

(三)不良反应

1. 血液系统　粒细胞减少为剂量依赖性毒性,通常可逆且无蓄积。贫血常见,多为中度。血小板下降偶见。

2. 神经系统　外周神经毒性主要表现为深腱反射减弱或缺失,长期用药可出现下肢无力。自主神经毒性主要表现为小肠麻痹引起的便秘、麻痹罕见。可能发生感觉和运动神经病变。

3. 胃肠道　恶心、呕吐常见,多为 1、2 级;轻至中度腹泻和便秘常见。

4. 其他　脱发、疲乏、注射部位反应、肝功能监测升高、下颌疼痛和肌肉关节痛常见。少见但严重的不良反应为呼吸困难和支气管痉挛,通常于用药后数分钟或数小时内发生,偶见缺血性心脏病(心绞痛、心肌梗死或心电图短暂改变)。

(四)相互作用

1. 与 CYP450 酶抑制剂合用,增加长春瑞滨血药浓度和不良反应;与骨髓毒性的药物合用,增加骨髓抑制风险。

2. 伊曲康唑、泊沙康唑可增加长春瑞滨的神经毒性,为相对禁忌;与丝裂霉素合用可引起肺部毒性增加的风险;与苯妥英钠合用,会减少苯妥英钠的胃肠道吸收而引起惊厥加重。

3. 慎用药品　环孢素、他克莫司、依维莫司、西罗莫司。

4. 禁止合用药品　包括黄热减毒活疫苗和其他减毒活疫苗。

(五)用药注意事项

1. 安全性　严重肝损伤或肝损害者减量、肾功能不全者慎用;缺血性心脏病患者须慎重使用本药。

2. 稳定性　本品未开封前于 $2\sim8$℃避光保存,开启后或配制后的稀释液,在玻璃瓶或输液袋内于室温下可保存 24 小时。

3. 其他　必须确认注射针头在静脉内方可开始输注,药物若渗出静脉将引起局部强烈刺激反应,一旦药液外漏应立即停止注药,余药另换静脉输注。

环磷酰胺(cyclophosphamide)

(一)剂型、规格

1. 注射用粉针剂　0.1g;0.2g;0.5g;1.0g。

2. 片剂 50mg。

（二）剂量和用法

1. 用法用量 注射剂:400～830mg/m², 静脉滴注;口服片剂:2～4mg/kg, 口服, 1 次 /d, 连用 10～14天,休息 1～2 周重复。

2. 配制注意事项 粉针剂:将适量的氯化钠注射液加入瓶内,轻摇小瓶。如果干粉不能立即完全溶解,可将溶液静置数分钟直至完全清澈,可加氯化钠注射液或葡萄糖注射液等溶媒进一步稀释,进行输注。输注持续时间,根据容量不同从 30 分钟至 2 小时。

（三）不良反应

1. 血液系统 白细胞减少较血小板减少为常见,血小板减少较其他烷化剂少见。

2. 肾和泌尿系统 当大剂量注射环磷酰胺,且缺乏有效预防措施时,可致出血性膀胱炎,表现为膀胱刺激症状、少尿、血尿及蛋白尿,环磷酰胺常规剂量应用时发生率较低,但是也建议进行水化利尿来降低膀胱毒性与发生率。

3. 胃肠道 包括食欲减退、恶心、呕吐、腹泻、便秘、胃黏膜损伤,一般停药 1～3 天即可消失。偶有发生出血性结肠炎。

4. 其他 心脏毒性、免疫抑制、脱发、口腔炎、多形性红斑、皮肤色素沉着、Stevens-Johnson 综合征、中毒性肝炎、月经紊乱、无精子或精子减少及肺纤维化等。

（四）相互作用

1. 与抗痛风药如别嘌醇、秋水仙碱、丙磺舒等合用,使血清尿酸水平增高,合用时应调整抗痛风药剂量。

2. 与大剂量巴比妥、卡马西平、氢氯噻嗪、皮质激素类等合用,影响环磷酰胺代谢,增加不良反应;与色瑞替尼、厄洛替尼合用,降低环磷酰胺的有效性。

3. **慎用药品**　与华法林合用,增加出血风险;与他莫昔芬合用,增加血栓风险;与环孢素合用,降低环孢素的血药浓度。

4. **禁止合用药品**　注射活疫苗时,可能存在疫苗感染风险,禁止与活疫苗同用。

（五）用药注意事项

1. **安全性**

（1）本品的代谢产物对尿路有刺激性,应用时鼓励患者多饮水,大剂量应用时应水化、利尿,同时给予尿路保护剂美司钠。

（2）接受环磷酰胺化疗期间,禁忌饮酒及含酒精饮料。

2. **稳定性**　30℃的室温条件下储存;如果粉针剂被暴露在更高的温度下,环磷酰胺可能会出现融化的迹象。溶液制备后必须在 24 小时内使用(储存于 8℃以下)。

吉西他滨（gemcitabine）

（一）剂型、规格

注射用粉针剂:200mg;1 000mg。

（二）剂量和用法

1. **用法用量**　每次 1 250mg/m^2,第 1、8 天,3～4 周 1 次。

2. **配制注意事项**　粉针剂:至少 5ml 氯化钠注射液注入 0.2g 规格的瓶中,或至少 25ml 氯化钠注射液注入 1.0g 规格的瓶中,振荡至完全溶解,进一步用氯化钠注射液稀释,浓度不应超过 40mg/ml。

（三）不良反应

1. 血液系统　具有骨髓抑制作用。引起贫血、白细胞减少、血小板减少。

2. 肝毒性　常见肝功能指标变化。

3. 消化道反应　包括恶心、呕吐、腹泻、口腔黏膜炎。

4. 肺毒性　呼吸困难、肺水肿、间质性肺炎等。

5. 肾毒性　轻度蛋白血尿，通常不伴血肌酐升高。

6. 其他　过敏、心脏毒性、皮肤毒性等。

（四）相互作用

1. 与其他抗肿瘤药物联合应用时，应考虑骨髓抑制作用的蓄积。

2. 同步放化疗，对放疗有增敏作用，毒性也有增加。

（五）用药注意事项

1. 安全性

（1）本品与放疗连续给予，有严重辐射敏化的可能性。

（2）本品可抑制骨髓，引起贫血、白细胞减少和血小板减少。血小板减少常常是严重的，有时需要输血小板。

（3）延长输液时间和增加给药频率都可能增加毒性。

2. 稳定性　溶液制备后储存在室温并在 24 小时内使用，不得冷藏，以防结晶析出。

卡培他滨（capecitabine）

（一）剂型、规格

片剂　150mg；500mg。

（二）剂量和用法

与多西紫杉醇联合化疗或单药化疗，1 000～1 250mg/m^2，口服，早晚各 1 次，连服 2 周休息 1 周，21

天为 1 个周期。直接吞服药片,不能压碎或掰开服用。餐后 30 分钟内用水吞服。

（三）不良反应

1. 消化系统　最常见的不良反应为胃肠道反应,如腹泻、恶心呕吐、腹痛、便秘、口腔炎、食欲减退等。

2. 皮肤系统　约一半的患者发生手足综合征,表现为麻木、感觉迟钝、感觉异常、疼痛、皮肤肿胀或红斑、脱屑、严重疼痛,还可出现皮炎、脱发等。

3. 神经系统　头痛、感觉异常、味觉紊乱、眩晕、失眠等。

4. 血液系统　中性粒细胞减少、贫血、血小板减少。

5. 其他　肝毒性,高胆红素血症。还可能出现心脏毒性、虚弱、食欲改变、肌肉痛等。

（四）相互作用

1. 对使用卡培他滨同时口服华法林应常规监测国际标准化比值（INR）,并调整抗凝血药的剂量。

2. 与苯妥英钠合用,增加苯妥英钠相关毒性,应监测苯妥英钠的血药浓度;与亚叶酸钙合用,增加卡培他滨代谢产物氟尿嘧啶的浓度与毒性,合用时密切监测患者反应。

3. 慎用药品　含氢氧化铝和氢氧化镁的抑酸剂,经 CYP2C9 酶代谢的药物。

4. 药物 - 食物相互作用　因食物影响卡培他滨吸收的速度和程度,故建议餐后 30 分钟服用。

（五）用药注意事项

1. 卡培他滨用于肝功能损害患者时应密切监测。治疗期间还需监测全血细胞计数、肾功能,监测有无发生腹泻、手足综合征、胃肠炎。

2. 既往对氟尿嘧啶有严重、非预期的反应或已知对氟尿嘧啶过敏患者禁用卡培他滨。

3. 卡培他滨禁用于已知二氢嘧啶脱氢酶（DPD）缺陷的患者。

氟尿嘧啶（fluorouracil）

（一）剂型、规格

1. 注射液　10ml∶500mg；10ml∶250mg。

2. 注射用粉针剂　125mg；250mg；500mg。

（二）剂量和用法

1. 用法用量　与环磷酰胺为基础的化疗方案联合使用时，氟尿嘧啶的推荐剂量为 $400\sim600mg/m^2$。

2. 配制注意事项　氟尿嘧啶可稀释于 0.9% 氯化钠注射液，或 5% 葡萄糖注射液，每次静脉滴注时间不得少于 $6\sim8$ 小时。可以采用输液泵持续泵入给药。

3. 剂量调整　老年人、肝肾功能不全患者、骨髓抑制患者、出现广泛性骨转移患者、曾接受大剂量放疗的患者应减量使用。

（三）不良反应

1. 皮肤毒性反应　过敏性接触性皮炎、灼烧感、皮肤硬皮、手足综合征，瘙痒、瘢痕、皮肤溃疡、黏膜溃疡。

2. 胃肠道毒性　常见恶心、食欲减退、呕吐，偶见腹泻、黏膜炎症性疾病、胃肠道溃疡。

3. 骨髓抑制　包括中性粒细胞减少、血小板减少和贫血。中性粒细胞计数的最低点通常发生在氟尿嘧啶给药后的第 $9\sim14$ 天。

4. 心血管毒性　偶见用药后心肌缺血，可出现心绞痛和心电图异常。静脉滴注处药物外溢可引起局部疼痛、坏死或蜂窝织炎。长期动脉插管投给氟尿嘧啶，可引起动脉栓塞或血栓的形成、局部感染、脓肿形成或栓塞性静脉炎等。

5. 神经系统毒性　长期应用氟尿嘧啶可导致神经系统毒性。

（四）相互作用

1. 抗凝血药和 CYP2C9 底物　与华法林同时服用可能减慢华法林的代谢，导致患者凝血时间延长。

2. 与甲氨蝶呤、甲硝唑、双嘧达莫、别嘌醇、西咪替丁、亚叶酸钙及四氢叶酸合用，可能影响其药效及毒性。

3. 用本品时不宜饮酒或同用阿司匹林类药物，以减少消化道出血的可能。

4. 给药顺序　在与环磷酰胺、甲氨蝶呤为基础的化疗方案中，应先给予环磷酰胺和甲氨蝶呤，4～6 小时后再给予氟尿嘧啶。

（五）用药注意事项

1. 15～30℃避光贮存。

2. 当患者的 DPD 酶活性缺失时，发生严重及威胁生命的黏膜炎、腹泻、中性粒细胞减少和神经毒性的风险会增加。

3. 除单用本品较小剂量作放射增敏剂外，一般不宜和放射治疗同用。

4. 当伴发水痘或带状疱疹时禁用本品。

5. 孕妇及哺乳期妇女禁用本品。

6. 其他　有下列情况者慎用本品：①肝功能明显异常；②周围血白细胞计数低于 $3.5×10^9/L$、血小板低于 $50×10^9/L$ 者；③感染、出血（包括皮下和胃肠道）或发热超过 38℃者；④明显胃肠道梗阻；⑤脱水或 / 和酸碱、电解质平衡失调者。

卡铂（carboplatin）

（一）剂型、规格

1. 注射液　15ml∶150mg；10ml∶100mg；10ml∶50mg。

2. 注射用粉针剂　100mg。

（二）剂量和用法

1. 用法用量　常采用公式计算法（Calvert计算法）计算初始剂量：

总剂量（mg）= 设定 AUC（mg/ml·min）×[肾小球滤过率（GFR）+25]

早期乳腺癌术前新辅助化疗与术后辅助化疗：卡铂推荐剂量为 AUC 6，第 1 天 / 每 21 天为一周期，共 6 周期，静脉滴注；晚期乳腺癌解救治疗：卡铂推荐剂量为 AUC 2，第 1、8 天 / 每 21 天为一周期，静脉滴注。

按照体表面积给药：肾功能正常的成年初治患者，推荐剂量 400mg/m²，单剂静脉输注 15～60 分钟。

2. 配制注意事项

（1）注射液：临用时加入 5% 葡萄糖注射液 250～500ml 中静脉滴注（伯尔定®也可用 0.9% 氯化钠注射液稀释）。

（2）注射用粉针剂：用 5% 葡萄糖注射液溶解至浓度 10mg/ml，再加入 5% 葡萄糖注射液 250～500ml 中静脉滴注。

3. 剂量调整　肾功能损害（肌酐清除率<60ml/min）患者发生严重骨髓抑制的危险性增加，当肌酐清除率为 41～59ml/min，推荐初始剂量为 250mg/m²，当肌酐清除率为 16～40ml/min，推荐初始剂量为 200mg/m²。既往有骨髓抑制治疗史、一般状况差、老年患者应适当减少卡铂剂量。

（三）不良反应

骨髓抑制是卡铂的剂量限制性毒性，其他毒性表现为肾毒性、胃肠道毒性、过敏反应、耳毒性、神经毒性、肝毒性、电解质异常、脱发、衰弱，少见呼吸系统、心血管、黏膜、泌尿生殖系统、皮肤和肌肉、骨骼的不良反应。

1. 血液系统毒性　白细胞减少、中性粒细胞减少和血小板减少常见且为剂量依赖性，可能出现发热性中性粒细胞减少。通常血象最低点是治疗后21天。

2. 胃肠道毒性　常见恶心、呕吐，其中有1/3患者呕吐严重，恶心和呕吐通常在治疗后24小时消失。

3. 肾毒性　卡铂的肾毒性无剂量依赖性，不需要采用如水化和/或利尿等预防措施。血尿素氮升高、血清肌酐升高、尿素增加多见，部分肾功能正常患者会发生肌酐清除率降低，治疗前肾功能受损的患者肾毒性发生率和严重程度可能增加。

4. 耳毒性　接受卡铂治疗后常见无临床症状的高音频区听力损伤，少数患者出现耳鸣。

5. 过敏反应　常见皮疹、荨麻疹、红斑、紫癜、瘙痒。罕见支气管痉挛和低血压，一般在注射后数分钟内发生，一旦发生，应使用肾上腺素、糖皮质激素和抗组胺等药物治疗。以往接受过铂剂治疗的患者中，发生过敏反应的危险性增加。

6. 神经毒性　常见外周神经病变，多数病例限于感觉异常和深腱反射减低，65岁以上、有铂类药物接触史、联合应用其他药物的患者神经毒性的发生率可能增加。

7. 肝毒性　肝功能正常的患者，用卡铂治疗后，出现轻至中度肝功能异常，碱性磷酸酶升高较常见，通常是轻度、可逆的。本品大剂量应用时可致严重的肝功能受损。

8. 少数患者可有味觉改变、脱发、衰弱、非感染或过敏引起的发热、寒战。脱发和衰弱在卡铂与其他药物联合化疗时更常见。

（四）相互作用

1. 本品与氨基糖苷类药物、髓袢利尿剂联合应用时，可导致耳毒性和肾毒性增加。

2. 与各种骨髓抑制剂或放射治疗合用，可增加骨髓抑制的毒副作用，此时卡铂应作剂量调整。

3. 本品与其他有致呕吐作用的药物联合应用时，呕吐增加。本品应避免与其他有肾毒性的药物联合应用。

4. 与活疫苗同时使用会增加致死性系统性疫苗疾病的风险。不推荐免疫抑制的用药患者同时使用活疫苗。

（五）用药注意事项

1. 按所推荐条件配制的溶液室温中保持 8 小时稳定，室温避光保存。在稀释或给药过程中，不能接触含铝的针头或静脉输注装置，否则会产生沉淀或降低效价。

2. 必须在卡铂治疗前和治疗中定期进行血细胞计数、肾功能检查、肝功能检查和神经系统检查，如果观察到骨髓抑制或肾功能或肝功能异常，应当停药。

3. 可能引起过敏反应，过敏反应在开始给药后数分钟内发生，应给予适当的治疗。

顺铂（cisplatin）

（一）剂型、规格

1. 注射液　50ml∶50mg；6ml∶30mg；2ml∶10mg；

20ml∶20mg；100ml∶100mg；10ml∶10mg。

2. 注射用粉针剂　10mg；20mg；30mg。

（二）剂量和用法

1. 用法用量　新辅助化疗及晚期转移性乳腺癌解救化疗：顺铂推荐剂量一般为 75mg/m²，第 1～3 天/每 21 天为一周期，静脉滴注，可与表柔比星、紫杉醇、多西他赛、吉西他滨、长春瑞滨等联合使用，也可单药使用。

2. 水化　在静脉滴注顺铂前 8～12 小时内，患者应充分水化，以保证良好的尿排出量，减少肾毒性。水化必须达到：2 小时内静脉输注 2L 的 0.9% 氯化钠注射液或葡萄糖氯化钠注射液，在水化后，可给予 10% 甘露醇注射液利尿。在静脉滴注顺铂后的 24 小时内，保持适量的水化及排尿量：在 6～12 小时内应静脉输注 2L 的 0.9% 氯化钠注射液或葡萄糖氯化钠注射液。

3. 配制注意事项　用 0.9% 氯化钠注射液或 5% 葡萄糖溶液稀释后静脉滴注（不同生产厂家，由于剂型及辅料不同，溶媒选择有差异，请仔细阅读药品说明书）1～2 小时，延长时间可减低胃肠及肾毒性。运送应予以避光。

（三）不良反应

常见恶心、呕吐，骨髓抑制、剂量累积性肾毒性及听力损伤。

1. 胃肠道毒性　顺铂几乎对所有患者均引起严重的恶心、呕吐。恶心及呕吐一般在治疗后 1～4 小时开始，并可持续到治疗后 1 周。

2. 肾毒性　肾功能不全是顺铂的主要限制性毒性，疗程的延长会增加肾毒性的严重程度，表现为尿素氮、肌酐、尿酸的升高和肌酐清除率的下降。老年患者更易发生肾毒性。肾功能损害主要表现为肾小管的损伤。

3. 耳毒性　接受单剂量顺铂 $50mg/m^2$ 的患者常见耳毒性,表现为耳鸣和高频率的听力损伤,多为可逆性。儿童发生率高。顺铂初始剂量即可发生耳聋,剂量增加可增加发生率和严重程度。

4. 血液系统毒性　白细胞减少及血小板减少是剂量依赖性的,最低点一般发生于治疗 3 周左右,4～6周恢复。

5. 其他　①神经毒性,表现为周围神经病变;②过敏反应,主要表现为面部水肿、喷嚏、心动过速及低血压;③电解质紊乱,低镁血症及低钙血症,可表现为肌肉刺激性或抽搐、阵挛、震颤、掌足痉挛或强制抽搐。

（四）相互作用

1. 当抗惊厥药物与顺铂合用时,抗惊厥药物可能达不到治疗剂量的血浆水平。

2. 与氨基糖苷类、髓袢利尿剂等肾毒性和耳毒性药物合用,可增强顺铂的肾毒性及耳毒性。

3. 亚硫酸氢盐、焦亚硫酸盐、碳酸氢钠和氟尿嘧啶的存在,可影响顺铂的稳定性。

4. 与抗组胺药、吩噻嗪类药物等合用时可能掩盖顺铂所致的耳鸣、眩晕等症状。

5. 合用其他骨髓抑制剂或同时进行放疗可能增加骨髓抑制毒性作用,顺铂用量应减少。

（五）用药注意事项

1. 贮存与给药期间需避光。

2. 顺铂可与铝相互作用生成黑色沉淀,有含铝的针头、注射器、套管或静脉装置,可能与顺铂的接触者,不应用于配置或输注。

3. 顺铂治疗前和治疗过程中,定期监测血细胞计数、肾功能检查、肝功能检查、听力试验和神经系统。血细胞计数（血小板>100×10^9/L 及白细胞>4×10^9/L）和肾功能必须恢复到可接受的程度,才可进行下一疗程的顺铂治疗。推荐每3～4周用顺铂一次,建议通过水化减少肾毒性。

4. 有顺铂接触史、过敏史的患者使用顺铂治疗时可能发生过敏反应。严重过敏反应可用肾上腺素、肾上腺皮质激素及抗组胺药静脉注射控制。

5. 使用顺铂时存在胃肠道出血的风险,应避免饮酒和服用阿司匹林。

6. 接受顺铂治疗的患者不应使用活病毒疫苗。

依托泊苷(etoposide)

(一)剂型、规格

胶囊　25mg;50mg。

注射液　5ml:100mg;2ml:40mg。

(二)剂量和用法

1. 用法用量　用于晚期乳腺癌患者多线治疗后的解救治疗。注射液:单用每天 $60～100mg/m^2$,连用 3～5 日,每3～4周重复;联合化疗每天 $50mg/m^2$,连用 3 或 5 天。胶囊:每天 50mg,每天 1 次,连用 21 天,停药一周为一个疗程,每一个疗程约为 1 000mg,可连续 2～3 个疗程。宜饭前服用。

2. 剂量调整

(1)肾损害:在肾损害患者中,若肌酐清除率为 15～50ml/min,则应减量 25%,以后的剂量应按患者的耐受程度以及临床效果适当调整。目前尚无当肌酐清除率低于 15ml/min 时的用药资料。

(2)肝损害:胆红素为 1.5～3.0mg/L 时,应调低剂量 50%;胆红素高于 3.0mg/L 应停止治疗。

(3)老年患者:老年或肾功能受损患者应考虑调整剂量,特别是并发一些高危因素的患者。

（三）不良反应

常见:消化道症状,骨髓抑制,肝肾功能损害,过敏反应,皮肤可见脱毛、红斑及瘙痒。偶见:手足麻木、头疼、心电图异常、血压低、心律不齐。

1. 血液系统毒性　可逆性的骨髓抑制,包括白细胞、血小板减少、出血、贫血,多发生于用药 1～2 周内。

2. 肝肾毒性　出现氨基转移酶、碱性磷酸酶、胆红素、尿素氮升高。

3. 胃肠道毒性　常见恶心呕吐、食欲缺乏、口腔炎等消化道反应。

4. 过敏反应　可能出现皮肤红疹、红斑、瘙痒,若滴注过速可能出现低血压、喉痉挛等严重过敏反应。

（四）相互作用

1. 由于有明显骨髓抑制作用,依托泊苷与其他抗肿瘤药物联合应用可能增加骨髓抑制毒性。

2. 可抑制机体免疫防御机制,使疫苗接种不能激发人体抗体产生,化疗结束后 3 个月以内不宜接种病毒疫苗。

3. 与血浆蛋白结合率高,因此,与血浆蛋白结合率高的药物联用时,可影响本品的作用和排泄。

4. 与磷酸化酶抑制药物(如盐酸左旋咪唑)同用时应谨慎。与大剂量环孢素(血中药物浓度超过 2 000ng/ml)同时服用时,依托泊苷总清除率可下降 38%。

5. 与华法林联合使用可使依托泊苷 INR 值升高。

（五）用药注意事项

1. 依托泊苷软胶囊、依托泊苷胶囊应避光、密闭保存。注意保存条件,部分制剂需冰箱储存。

2. 给药注意事项　尽量降低皮肤与呼吸道暴露的风险。静脉滴注时速度不宜过快(至少 30 分钟)以减少严重过敏反应的发生。

3. 依托泊苷黑框警告　骨髓抑制相关的感染与出血有致死病例的报告,用药过程中应注意监测。

4. 用药期间应定期监测周围血象和肝肾功能。

甲氨蝶呤(methotrexate)

(一)剂型、规格

1. 注射液　1ml:5mg、10mg;2ml:50mg;5ml:50mg;5ml:500mg;10ml:1 000mg;20ml:500mg;50ml:5 000mg。

2. 注射用粉针剂　5mg;50mg;100mg;1 000mg。

(二)剂量和用法

1. 剂量用法　$30 \sim 40mg/m^2$,静脉滴注,第1、8天(联合环磷酰胺、氟尿嘧啶,CMF方案)。

2. 配制注意事项　可以用葡萄糖注射液、林格液或生理盐水稀释(不同生产企业说明书溶媒不同);最大浓度不应超过2mg/ml,50ml配制好的溶液给药时间应大于15分钟。

(三)不良反应

常见不良反应为骨髓抑制和黏膜损伤,主要表现为白细胞减少、溃疡性口腔炎、恶心、呕吐、腹泻和腹部不适。其他不良反应包括不适、疲劳、寒战、发热、头痛、头晕、困倦、耳鸣、视物模糊、眼睛不适和对感染抵抗力下降。发生率和严重性与用药的剂量和频率有关。

1. 胃肠道毒性　口腔黏膜溃疡通常是毒性反应的早期症状,包括口腔炎、口唇溃疡、恶心、呕吐、腹痛、腹泻、消化道出血。

2. 血液系统毒性　常见白细胞和血小板减少,可能出现皮肤或内脏出血。

3. 肝毒性　常见肝功能检查结果(氨基转移酶、乳酸脱氢酶、碱性磷酸酶)改变,可能出现黄疸、肝炎、肝纤维化、肝功能衰竭。

4. **肾毒性**　肾小管损伤出现高尿酸血症、血尿、蛋白尿、排尿困难、氮质血症。

5. **皮肤毒性**　常见脱发、皮肤瘙痒、皮疹。

严重不良反应包括：①胃肠道溃疡与出血，肠穿孔；②肝细胞毒性导致的肝炎、肝纤维化和肝衰竭，但一般仅发生于长期用药后；③肺炎，包括急性或慢性间质性肺炎，有报道在低剂量用药时它们发作于治疗的任何时期；④感染，甲氨蝶呤有免疫抑制活性，可能导致严重的甚至致死性的感染；⑤皮肤毒性，可能出现严重的、偶尔致死的皮肤反应，包括中毒性表皮坏死松解症、Stevens-Johnson 综合征、剥脱性皮炎、皮肤溃疡 / 坏死和多形性红斑。

（四）相互作用

1. 甲氨蝶呤与血清白蛋白部分结合，与水杨酸盐、磺胺类药物、磺酰脲和苯妥英等血浆蛋白结合率高的药物合用，其毒性增加。降血脂化合物（如考来烯胺）与甲氨蝶呤合用时，其结合甲氨蝶呤能力大于血清蛋白。

2. 青霉素和磺胺类药物可能降低甲氨蝶呤的肾清除率。

3. 非甾体抗炎药不应在甲氨蝶呤给药之前或同时使用，可能导致严重甚至致死的骨髓抑制、再生障碍性贫血及胃肠道毒性。

4. 如果大剂量甲氨蝶呤与有潜在肾毒性的化疗药物（如顺铂）联用，需要慎重。

5. 口服抗生素如四环素、氯霉素和肠道不能吸收的广谱抗生素可能降低甲氨蝶呤肠道吸收或干扰肠肝循环，从而增加甲氨蝶呤浓度。

6. 甲氨蝶呤能增加硫嘌呤的血药浓度。

7. 接受 24 小时甲氨蝶呤输注之后行输血的患者出现毒性反应增强,这可能是由于血清中甲氨蝶呤浓度持续时间延长所致。

8. 甲氨蝶呤是一种免疫抑制剂,可以减少接种疫苗后的免疫应答。如果同时接种某种活疫苗,可能会引起严重的抗原反应。

9. 甲氨蝶呤可以降低茶碱的清除率;当与甲氨蝶呤同时给药时需要监测茶碱水平。

10. 甲氨蝶呤与阿糖胞苷、氟尿嘧啶及泼尼松龙存在配伍禁忌,应避免这些药物在给药过程中的混合使用。

(五)用药注意事项

1. 在治疗开始前评估肝功能,并且在治疗过程中定期监测。在肝功能受损的情况下要特别注意。必须避免同时使用其他有潜在肝毒性的药物(包括酒精)。

2. 需密切观察肾功能包括给予足够的水化、碱化尿液和测定甲氨蝶呤血清浓度,同时推荐在治疗前、治疗期间和治疗后密切监测肾功能。

3. 由于甲氨蝶呤有常见的骨髓抑制作用,治疗期间需进行预防性治疗和定期的血液学检查。血细胞计数重度下降表明应立即停止甲氨蝶呤给药,并应采取适当的治疗措施。

4. 有以下情况时禁用甲氨蝶呤:①有严重肝、肾功能不全的患者;②有明显的或实验室检查证实的免疫缺陷患者;③已知对甲氨蝶呤或任何辅料过敏的患者。

5. 存在骨髓发育不良、白细胞减少、血小板减少或贫血的恶性肿瘤患者,药物使用需谨慎。

6. 放射治疗与甲氨蝶呤治疗同时进行会增加软组织坏死和骨坏死的风险。

7. 第三间隙(如胸腔积液或腹水)存在,可导致甲氨蝶呤半衰期延长,从而引起不可预知的毒性,可在治疗前抽出体液或密切监测。

8. 如出现肺部症状(尤其是无痰性干咳、呼吸困难),可能需要中断治疗并且给予仔细检查,需排除感染(包括肺炎),特别是肺孢子菌肺炎。

9. 甲氨蝶呤可能导致严重的甚至致死性的感染,开始治疗前应注意任何感染风险。有活动性感染存在时,使用甲氨蝶呤要非常慎重。

10. 甲氨蝶呤具有一定免疫抑制活性,因此甲氨蝶呤治疗期间行免疫接种可能是无效的。治疗期间禁用活病毒疫苗进行接种。

11. 泄漏和处置　配制与给药过程谨防泄漏。如果发生泄漏,泄漏物可用 5% 次氯酸钠处理。

12. 稳定性　输注液较稳定,在室温、见光或避光条件下可以保存 24 小时以上。

甲磺酸艾立布林(eribulin)

(一)剂型、规格

注射液　2ml∶1mg。

(二)剂量和用法

1. 用法用量　推荐剂量为 1.4mg/m^2,2~5 分钟内静脉推注或稀释于 100ml 0.9% 氯化钠注射液中静脉滴注。21 天为 1 个周期,每个周期第 1 天和第 8 天给药。

2. 配制注意事项　艾立布林给药前无须抗过敏药预处理,一次性抽取所需剂量的艾立布林至注射器中,于 2~5 分钟内静脉推注或者稀释于 100ml 0.9% 氯化钠注射液中静脉滴注。

不得在含葡萄糖的溶液中稀释或者经含葡萄糖溶

液的静脉输液管给药。不得与其他药物在同一输液管中给药。

3. 剂量调整

（1）肝功能损害患者：肝转移导致的肝功能受损，轻度肝功能损害（Child-Pugh A）患者中，推荐剂量为 $1.1mg/m^2$。中度肝功能损害（Child-Pugh B）患者中，推荐剂量为 $0.7mg/m^2$。尚未对重度肝功能损害（Child-Pugh C）进行研究，但如果使用，剂量需要明显降低。

肝硬化导致的肝功能受损，尚未进行研究。上述剂量可以用于轻度和中度肝功能损害患者，但建议对其进行密切监测。

（2）肾功能损害患者：中度或重度肾功能损害（肌酐清除率 $15\sim49ml/min$）推荐剂量为 $1.1mg/m^2$。

每次给药前需检查全血细胞计数，并对周围神经病进行评估。

（3）推荐剂量延迟：如果出现任何如下情况，第 1 天或第 8 天不得给药，中性粒细胞绝对计数（ANC）$<1\,000/mm^3$；血小板计数 $<75\,000/mm^3$；3 级或 4 级非血液学毒性。

（4）第 8 天剂量可以推迟最长 1 周，当出现下列情况：如果到第 15 天，毒性没有消退或好转至 ≤2 级严重程度，则略过该剂量。如果到第 15 天，毒性消退或好转至 ≤2 级严重程度，则需要降低剂量，并在两周后以降低的剂量重新开始下一个治疗周期。

（5）推荐剂量减少：如果因毒性推迟用药，并且毒性已经恢复至 2 级严重程度或以下，按照说明书规定以降低的剂量重新开始用药。降低剂量后，不可再次增加剂量。

（三）不良反应

在接受艾立布林治疗的 1 559 名乳腺癌患者中，

最常见（≥25%）不良反应（按降序排列）包括中性粒细胞减少、脱发、乏力/疲乏、周围神经病、恶心和白细胞减少症。最常见的 3/4 级不良反应是中性粒细胞减少（49.3%）；导致中止艾立布林治疗的最常见不良反应是周围神经病（3.4%）。

在中国人群中，艾立布林治疗的患者中观察到的发生率≥20% 的不良反应（按降序排列）包括白细胞计数降低（92.8%）、中性粒细胞计数降低（89.8%）、谷草转氨酶升高（39.0%）、谷丙转氨酶升高（34.1%）、贫血（27.7%）、乏力（21.6%）、血红蛋白降低（20.1%）。发生率≥5% 的 3 级或以上不良反应为中性粒细胞计数降低（79.9%）、白细胞计数降低（63.6%）、粒细胞计数降低（9.1%）。

1. 中性粒细胞减少　在 902/1 559（所有级别的 57.9%）乳腺癌人群中，中性粒细胞减少和中性粒细胞实验室检查异常的不良事件频率为 1 314/1 559（84.3%）。乳腺癌患者的中位治疗时间为 15.9 周。观察到的中性粒细胞减少是可逆的，并且为非累积的：达到最低值的平均时间为 13 天，并且从重度中性粒细胞减少（<0.5×10^9/L）中恢复的平均时间是 8 天。

2. 神经系统　在 1 559 名乳腺癌患者中，周围神经病是导致中止艾立布林治疗的最常见不良反应（3.4%）。发生 2 级周围神经病的中位时间是 12.6 周（4 个周期后）。7.4% 的乳腺癌患者发生 3 级或 4 级周围神经病。临床试验中，既往存在神经病的患者与参加研究时无神经病的患者相比，新发症状或症状加重的情况相似。既往存在 1 级或 2 级周围神经病的乳腺癌患者中，治疗中出现的 3 级周围神经病的频率是 14%。

3. 肝毒性　一些氨基转移酶正常/异常的患者中，开始艾立布林治疗后，有报告氨基转移酶水平升高的情况。大部分升高发生在治疗的第 1～2 周期,大部分患者的氨基转移酶水平升高可能是肝脏适应艾立布林治疗的表现,而并非显著肝毒性,但也报告为肝毒性的不良事件。

(四)相互作用

1. 慎用药品体外研究数据表明,艾立布林是一种重要药物代谢酶 CYP3A4 的轻度抑制剂。合并使用治疗窗窄且主要通过 CYP3A4 介导代谢消除的物质(例如阿芬太尼、环孢素、麦角胺、芬太尼、匹莫齐特、奎尼丁、西罗莫司、他克莫司)时应慎重并监测不良事件。在相关临床浓度下,艾立布林没有抑制 CYP1A2、CYP2B6、CYP2C8、CYP2C9、CYP2C19、CYP2D6 或 CYP2E1 的活性。在相关临床浓度下,艾立布林没有抑制乳腺癌耐药蛋白(breast cancer resistance protein,BCRP)、八聚体结合转录因子 1(recombinant octamer binding transcription factor 1,OCT1)、OCT2、有机阴离子转运蛋白 1(organic anion transporter 1,OAT1)、OAT3、有机阴离子转运多肽 1B1(organic aniontransporting polypeptide 1B1,OATP1B1)和 OATP1B3 转运蛋白介导的活性。

2. 艾立布林主要通过胆汁排泄消除(达 70%)。艾立布林不是乳腺癌耐药蛋白(BCRP)、有机阴离子转运蛋白(OAT1、OAT3、OATP1B1、OATP1B3)、多药耐药相关蛋白(MRP2、MRP4)和胆盐输出泵转运蛋白(BSEP)的底物。预期不会与 CYP3A4 抑制剂和诱导剂发生药物 - 药物相互作用。伊曲康唑(CYP3A4 和 P- 糖蛋白抑制剂)和利福平(CYP3A4 诱导剂)不会影响艾立布林的暴露量(AUC 和 C_{max})。

(五)用药注意事项

1. 安全性 每次艾立布林给药前,应对所有患者进行全血细胞计数监测。应密切监测患者的外周运动和感觉神经病变体征。出现重度外周神经毒性需要推迟艾立布林的给药并减少后续剂量。如果需在充血性心力衰竭、缓慢性心律失常、合并使用可致 QT 间期延长的药物（包括 I a 和Ⅲ类抗心律失常药）以及电解质异常的患者中开始治疗，建议进行心电图（ECG）监测。开始艾立布林治疗前，应纠正低钾血症和低镁血症，并且治疗期间应定期监测电解质。先天性长 QT 综合征的患者，应避免使用。

2. 贮藏　密闭，25℃以下保存。勿冷冻，在原包装中储存。未稀释的艾立布林保存在注射器中，室温下保持稳定的贮存时间为 4 小时或者冷藏条件下（4℃）保持稳定贮存 24 小时。稀释的艾立布林溶液室温下贮存 4 小时或者冷藏条件下贮存 24 小时。

优替德隆（utidelone）

（一）剂型、规格
注射液　5ml：50mg。

（二）剂量和用法
1. 预处理　为预防过敏反应，所有患者在接受优替德隆治疗前 30～60 分钟肌内注射或口服苯海拉明 40mg，静脉注射地塞米松 10mg 和西咪替丁 300～400mg 或雷尼替丁 50mg，次日给药时视患者实际情况可减半或不使用地塞米松和苯海拉明。

2. 剂量和用法　推荐剂量 30mg/m²，静脉滴注 1.5 小时，每天给药 1 次，连续给药 5 天，21 天为 1 个周期。

3. 剂量调整　用药前，需检查血常规，并对周围神经病进行评估。满足以下条件方可用药：周围神经病≤1 级，中性粒细胞计数≥$1.5×10^9$/L，血小板计数≥$100×10^9$/L。用药期间需监测血常规。如出现下列情

况需调整剂量:

(1)如出现 3 级周围神经病应暂停给药并对症治疗,待病变缓解至 0～1 级时恢复给药,但需下调剂量至 $24mg/m^2$,如再次出现 3 级周围神经病时需第二次下调剂量至 $19mg/m^2$,最多可下调 2 个剂量水平,如第三次出现则终止用药。首次出现周围神经病 2 级时剂量不变,第二次出现时下调 1 个剂量,第三次出现时再下调 1 个剂量;发生周围神经病最多可推迟 4 周给药以使毒性恢复至 1 级或完全恢复。

(2)发生 4 级中性粒细胞减少或发热性中性粒细胞减少、3 级血小板减少症、3 级口腔炎/呕吐/腹泻(已辅助治疗过),应减量。当出现 2 级肝、肾功能损害,3 级其他主要非血液毒性和 4 级血液性毒性等不良事件,最多可推迟 2 周给药以使毒性恢复至 1 级或完全恢复。允许因相关毒性而下调 2 个剂量,如果患者需要调整超过 2 个剂量水平时,则需终止给药。

4. 配制注意事项 需用注射用生理盐水稀释(优替德隆最终浓度 0.2～0.5mg/ml),稀释后在室温下 8 小时内使用。该药物是一种细胞毒类抗癌药,在处理时必须加以注意,宜戴手套。如果皮肤接触溶液,应立即用肥皂和水彻底清洗皮肤,一旦接触黏膜,立即用水彻底冲洗。

(三)不良反应

已在 384 例复发或转移乳腺癌患者中评价了不同剂量下优替德隆单药或联合卡培他滨的安全性。单药治疗乳腺癌的安全性数据来源于一项Ⅱ期临床试验,共有 70 例转移性乳腺癌患者接受了单药($40mg/m^2$,每天 1 次,连续给药 5 天,21 天为 1 个周期)治疗,其中 20 例完成 6 个周期治疗(研究要求治疗周期上限),中位治疗周期 3.5 个。12.9% 患者需要减量使用。最常见不良反应（≥20%）包括周围神经病、肌肉关节疼痛、疲乏无力、恶心、中性粒细胞减少、白细胞减少、腹泻和食欲减退。未发现发生率超过20%的3/4级不良反应，除周围神经病（6例，8.57%）、中性粒细胞降低（5例，7.14%），其余3/4级不良反应发生率低于3%。无4级不良反应发生。

联合用药安全性数据主要来源于一项267例既往接受过蒽环及紫杉类药物治疗的晚期乳腺癌患者的多中心、随机对照Ⅲ期临床试验，研究中267例患者接受优替德隆（30mg/m²，每天1次给药，连续用药5天）联合卡培他滨（1 000mg/m²，每天2次，连续14天）治疗，中位治疗周期6周期，其中78例（29.2%）接受了≥8周期治疗。40.1%的患者调整了优替德隆的给药剂量。最常见不良反应（≥20%）包括周围神经病、中性粒细胞减少、白细胞减少、手足综合征、恶心、腹泻、疲乏无力、谷丙转氨酶升高、谷草转氨酶升高、贫血和脱发。发生率>2%的3级及以上不良反应包括周围神经病（无4级发生）、中性粒细胞减少、腹泻、手足综合征、白细胞减少、贫血。导致终止优替德隆治疗的不良反应包括周围神经病、手足综合征、贫血、中性粒细胞降低和谷草转氨酶升高。晚期乳腺癌Ⅲ期临床研究中，联合治疗组19例（7.1%），卡培他滨单药组14例（10.8%）发生了严重不良事件（SAE），其中发生率>1%的SAE有腹泻（联合用药组和单药组分别为1.1%和1.5%）、胆红素升高（卡培他滨单药组2.3%）。

（四）相互作用

尚未开展药物相互作用临床研究。体外研究提示，优替德隆主要通过氧化反应和酯水解反应代谢。联用相关代谢酶的抑制剂或诱导剂时应当谨慎。

（五）用药注意事项

1. **周围神经病**　最常见的不良反应,也是最常导致中止治疗的不良反应。周围神经病以感觉神经病变为主,多表现为手足麻木或疼痛。发生 1 级周围神经病通常不影响用药,2 级及以上的周围神经病可降低给药剂量、延迟或中断治疗及对症治疗,绝大多数患者可恢复至 1 级或者更好。优替德隆注射液导致的周围神经病有一定的蓄积性,随着用药周期的增加,发生周围神经病的可能性逐渐增加。首次 2 级或以上周围神经病发生时间的中位数为 7.86 周,2 级或以上周围神经病患者的中位缓解时间为 2.57 周;首次 3 级周围神经病发生时间的中位数为 10.29 周,3 级周围神经病患者的中位缓解时间为 3.29 周,96% 的发生 3 级周围神经病的患者可以缓解到 1 级或更好;联合治疗组未报告有 4 级周围神经病发生。

用药过程中密切监测周围神经病变症状,如感觉过敏、感觉减退、感觉异常、神经痛等。出现 3 级异常症状时应暂停用药,对症处理直至不良反应缓解至≤1 级或用药前水平,恢复用药应减量使用(详见剂量调整)。

2. **血液学毒性**　主要表现为白细胞计数降低、中性粒细胞计数降低、贫血等。用药过程中,建议每周一次血常规检查。当出现≥3 级血液学不良反应时,应对症处理或暂停给药,至少隔天检查一次血常规。待缓解至符合用药条件恢复用药(详见剂量调整)。

3. **肝毒性**　优替德隆联合卡培他滨用于复发或转移性乳腺癌治疗的肝功能异常发生率为 43.4%,主要表现为氨基转移酶升高(包括 GOT 和 GPT 升高)、胆红素升高,以 1～2 级为主,仅 1.9%(5 例)发生 3 级肝功能异常的患者需要暂停或调整优替德隆剂量,经暂停或调整剂量后均可恢复。

应在开始治疗即每次给药前监测肝功能。发生血清氨基转移酶、总胆红素升高,应根据需要调整给药剂量(详见剂量调整)。中、重度肝功能不全,不推荐使用优替德隆。

4. 超敏反应　已知对聚氧乙烯(35)蓖麻油有严重过敏史的患者禁用。为预防过敏反应,所有患者在接受优替德隆治疗前需进行预处理,并在治疗中严密监测过敏反应(如潮红、皮疹、呼吸困难、支气管痉挛等),如发生严重过敏反应,应立即停止输注,并积极给予支持治疗(如肾上腺素、糖皮质激素等)。优替德隆既往临床研究中尚未观察到超敏反应的发生。

5. 稳定性　本品须避光,密闭,2~8℃保存。稀释后在室温下 8 小时内使用。

6. 其他　未经稀释的注射液不要接触聚氯乙烯塑料器械或设备,稀释的药液应储藏在瓶内或塑料袋,建议采用非聚氯乙烯给药设备滴注。

第三节　常用靶向治疗药物

曲妥珠单抗(trastuzumab)

(一)剂型、规格
注射用粉针剂　440mg(20ml);150mg;60mg。

(二)剂量和用法
1. 用法用量　通过静脉输注给药,首次应输注 90 分钟以上。应观察患者是否出现发热、寒战或其他输液相关反应。停止输注可控制输液相关反应,待症状消失后可继续输注。如果患者在首次输注时耐受性良好,以后输注可改为 30 分钟。

(1)每周治疗方案:初始负荷剂量为 4mg/kg,维持剂量为每周 2mg/kg。

（2）3 周治疗方案：初始负荷剂量为 8mg/kg，维持剂量为每 3 周 6mg/kg。

（3）疗程：转移性乳腺癌患者使用曲妥珠单抗治疗至疾病进展；早期乳腺癌患者使用曲妥珠单抗作为辅助治疗持续时间为 1 年（52 周）或至疾病复发。

2. 配制注意事项　每瓶注射用曲妥珠单抗应用配备的溶媒稀释，配好的溶液可多次使用，曲妥珠单抗的浓度为 21mg/ml，pH 约 6.0。配制成的液体为无色至淡黄色透明液体。液体输注前应目测有无颗粒产生和变色点。配制好的液体应冷藏保存，超过 28 天应丢弃。应避免使用配备的稀释液之外的溶媒，除非有禁忌证。配套的稀释液中含有苯甲醇，对苯甲醇过敏的患者，必须使用无菌注射用水配制。根据负荷剂量 4mg/kg 或每周 2mg/kg 维持量计算所需溶媒的体积：所需溶媒的体积 = 体重（kg）× 剂量（4mg/kg 负荷剂量或 2mg/kg 维持量）/21（mg/ml，配制好液体的浓度）；根据负荷剂量 8mg/kg 或每 3 周 6mg/kg 计算所需溶媒的体积：所需溶媒的体积 = 体重（kg）× 剂量（8mg/kg 负荷剂量或 6mg/kg 维持量）/21（mg/ml，配制好液体的浓度）。所需的溶媒量从小瓶中吸出后，加入 250ml 0.9% 氯化钠注射液中，不可使用 5% 葡萄糖液做溶媒，因其可使蛋白聚集。轻轻翻转混匀，防止气泡产生。可在 2～8℃ 冰箱中保存 24 小时，不可与其他药混合或稀释。

3. 剂量调整

（1）输液相关反应：发生轻至中度输液相关反应的患者应降低输注速率。出现呼吸困难或临床明显低血压的患者应中断输注。发生严重和危及生命的输液相关反应患者，强烈建议永久停止曲妥珠单抗的输注。

（2）心脏毒性：开始治疗前应进行左心室射血分数

（left ventricle ejection fraction，LVEF）的检测，治疗期间也须密切监测。出现下列情况时，应停止曲妥珠单抗治疗至少4周，并每4周检测1次LVEF：

1）LVEF较治疗前绝对数值下降≥16%。

2）LVEF低于该检测中心正常范围且LVEF较治疗前绝对数值下降≥10%。

3）4～8周内LVEF回升至正常范围或LVEF较治疗前绝对数值下降≤15%，可恢复使用。

4）LVEF持续下降（>8周），或者3次以上因心脏毒性而停止曲妥珠单抗治疗，应永久停止使用。

（3）减量：临床试验中未减量使用过曲妥珠单抗，在可逆的化疗导致的骨髓抑制过程中，患者仍可继续使用，是否减少化疗药剂量需特别指导，应密切监测患者是否出现中性粒细胞减少并发症。

（4）漏用：①如果患者漏用曲妥珠单抗未超过1周，应尽快对其给予常规维持剂量的曲妥珠单抗（每周1次的给药方案：2mg/kg；每3周1次的给药方案：6mg/kg），不需等待至下一治疗周期。此后应按照原给药方案给予维持剂量的曲妥珠单抗（每周给药方案：2mg/kg；3周给药方案：6mg/kg）。②如果患者漏用已超过1周，应重新给予初始负荷剂量的曲妥珠单抗（每周给药方案：4mg/kg；3周给药方案：8mg/kg），输注时间约为90分钟。此后应按照原给药方案给予维持剂量的曲妥珠单抗（每周给药方案：2mg/kg；3周给药方案：6mg/kg）。

（三）不良反应

乳腺癌辅助治疗及转移性乳腺癌治疗中最常见的不良反应是：发热、恶心、呕吐、输液相关反应、腹泻、感染、咳嗽加重、头痛、乏力、呼吸困难、皮疹、中性粒细胞减少、贫血和肌痛。

1. 心脏毒性　曲妥珠单抗可引起左心室功能不

全、心律失常、高血压、症状性心力衰竭、心肌病和心源性死亡，也可引起症状性 LVEF 降低。临床症状表现为呼吸困难、端坐呼吸、咳嗽增加、肺水肿、S3 奔马律或射血分数减少。曲妥珠单抗与蒽环类抗生素联用时，发生率最高。出现心功能不全的大部分患者接受心力衰竭标准治疗后均有所改善。

2. 输液相关反应　大多数情况下，症状发生在输注过程中或 24 小时内，对于呼吸困难或临床症状显著的患者，应当立即停止输注曲妥珠单抗，并对患者进行监控至症状完全消失。

3. 肺毒性　可以导致严重、致死的肺毒性。肺毒性包括呼吸困难、肺炎、肺浸润、胸腔积液、非心源性肺水肿、肺功能不全和缺氧、急性呼吸窘迫综合征和肺纤维化。对于呼吸困难与发生间质性肺炎或急性呼吸窘迫综合征的患者应立即停止输注。

4. 肝毒性　有 12% 患者会出现Ⅲ或Ⅳ级肝毒性，该毒性与其中 60% 患者的肝脏疾病恶化有关。

5. 胃肠道毒性　接受曲妥珠单抗单药治疗的转移性乳腺癌患者腹泻发生率为 27%，接受曲妥珠单抗联合紫杉醇治疗较仅接受紫杉醇治疗的转移性乳腺癌患者腹泻的发生率增加，多数症状为轻到中度。

6. 肾毒性　肾毒性的表现有：膜性肾小球肾炎、局灶性肾小球硬化、纤维样肾小球肾炎，肾病的并发症有容量负荷过重和充血性心力衰竭。

7. 血液学毒性　白细胞减少、血小板减少和贫血在接受曲妥珠单抗单药治疗的转移性患者中不常见。在联合化疗患者中血液学毒性发生率高于单药化疗患者。感染/发热性中性粒细胞减少的总体发生率高于单独化疗的患者，感染发生的最常见部位有：上呼吸道、皮肤和尿道，多见轻度感染。

（四）相互作用

在目前已有的数据中，未见有明确临床意义的药物相互作用的研究。临床试验中，未发现有临床意义的相互作用。

（五）用药注意事项

1. 稳定性　2～8℃避光保存和运输。本品用配套提供的稀释溶媒溶解后，在2～8℃可稳定保存28天。配好的溶液中含抑菌剂，可多次使用。28天后，剩余的溶液应弃去。不得将配好的溶液冷冻。含0.9%氯化钠注射液的曲妥珠单抗输注液，可在聚氯乙烯、聚乙烯或聚丙烯袋中，2～8℃条件下，稳定保存24小时。30℃条件下，稀释后的本品最长可稳定保存24小时。但由于稀释后的曲妥珠单抗不含有效浓度的抑菌剂，配制和稀释后的溶液最好保存在2～8℃冰箱内。

为控制微生物污染，输注液应马上使用。

2. 安全性　①曲妥珠单抗和蒽环类抗生素不能同时合并使用；②给予首剂曲妥珠单抗之前，特别是先前使用过蒽环类药物的患者，均应进行基线心脏评估，包括病史、体格检查、心电图（ECG）以及通过超声心动图和/或放射性心血管造影（MUGA）扫描，治疗期间每3个月重复评估一次，中止治疗后每6个月重复一次，直至停止曲妥珠单抗给药治疗后24个月；③接受含蒽环类抗生素化疗的患者建议进一步监测，并且应每年一次，直至停止曲妥珠单抗给药治疗后5年，或者在LVEF持续下降情况下监测时间更长。

3. 不推荐以下患者使用曲妥珠单抗治疗　充血性心力衰竭病史、高危未控制的心律失常、需要药物治疗的心绞痛、有临床意义的瓣膜疾病、心电图显示透壁心肌梗死、控制不佳的高血压。

4. 大部分有症状心脏不良事件均发生在治疗的

前 18 个月内,临床试验中,心功能不全发生的高危因素有:老年(>50 岁),LVEF 基线水平低和 LVEF 水平下降(<55%),紫杉醇、曲妥珠单抗治疗前或治疗后 LVEF 水平低,既往用过或正在使用抗高血压药物治疗。

5. 输液相关反应 输液相关反应(IRR)包括一系列症状,表现为发热、寒战,偶尔会有恶心、呕吐、疼痛、头痛、晕眩、呼吸困难、低血压、皮疹和乏力。IRR 的发生和临床过程变化很大,死亡病例发生在严重的 IRR 后几小时甚至几天内。应观测患者 IRR 情况。中断静脉滴注有助于控制 IRR,症状减轻后可恢复滴注给药。镇痛药或解热镇痛药可对症治疗,如哌替啶或对乙酰氨基酚,或抗组胺药(如苯海拉明)。严重反应经吸氧、β 受体激动剂、皮质激素可成功治疗。所有发生呼吸困难或临床严重低血压的患者,曲妥珠单抗输注应该中断,同时给予药物治疗,包括肾上腺素、糖皮质激素、苯海拉明、支气管扩张剂和给予氧气。应该评估和谨慎地监测患者,直到症状和体征完全缓解。所有发生严重 IRR 的患者应考虑永久停药。

6. 胚胎毒性 孕妇使用曲妥珠单抗会对胎儿造成伤害。

7. HER2 检测 曲妥珠单抗仅可以在使用准确和有效检测方法确定 HER2 过度表达或 HER2 基因扩增的患者中使用。

拉帕替尼(lapatinib)

(一)剂型、规格
片剂 250mg。

(二)剂量和用法
1. 用法用量 推荐剂量为 1 250mg,每天 1 次,第 1~21 天服用,与卡培他滨 2 000mg/d(第 1~14 天服用,每 12 小时一次)联用。空腹服用(饭前 1 小时或饭后 2 小时后服用)。如漏服 1 剂,第 2 天不需剂量加倍。

2. 剂量调整　当患者不良反应分级≥2 级时,考虑停止或中断拉帕替尼。当不良反应分级降低至 1 级及以下时,可重新使用。如果毒性再次出现,拉帕替尼与卡培他滨联用时应采用较低剂量,拉帕替尼:1 000mg/d。重度肝损伤患者应减量。

(三)不良反应

1. 常见不良反应　胃肠道反应,包括恶心、腹泻、口腔炎和消化不良等;皮肤性反应,包括皮肤干燥、手足综合征、皮疹;其他有背痛、呼吸困难、疲乏及失眠等。

2. 严重不良反应

(1)心脏毒性:多表现为可逆性 LVEF 下降。当病患出现Ⅱ级(New York Heart Association,NYHA class 2)以上的心脏 LVEF 下降时,必须停止使用,当 LVEF 恢复至正常值或病患无症状后两周,可以较低剂量重新用药。

(2)肺毒性:表现为间质性肺病 / 肺炎。

(3)肝毒性:肝毒性不常见,但有出现重度肝毒性引起死亡的病例报告。肝毒性可能发生于治疗后的数天后或几个月后。

(四)相互作用

1. 拉帕替尼与 CYP3A4、CYP2C8 或 P- 糖蛋白(P-gp)底物同时使用时,血药浓度可能增加,应避免同时使用。在体外,拉帕替尼在治疗浓度可抑制 CYP3A4 和 CYP2C8,且主要由 CYP3A4 代谢,CYP3A4 抑制剂能显著提高拉帕替尼的血药浓度。拉帕替尼是 P- 糖蛋白的底物,P- 糖蛋白抑制剂可能增加拉帕替尼的血药浓度。

2. 在拉帕替尼使用前应用质子泵抑制剂治疗可能降低拉帕替尼暴露量导致减效。

（五）用药注意事项

1. 未开封且在有效期内贮藏于室温25℃是稳定的；旅行时在15～30℃条件下保存。

2. 中至重度肝损害的患者应酌减剂量。

3. 治疗前应先评估LVEF并确定LVEF在正常值范围内才可开始治疗，在治疗期间应继续监测LVEF。

4. 腹泻是拉帕替尼最常见的不良反应，通常为轻度，应进行早期干预和止泻剂治疗；重度腹泻建议补充电解质和液体，使用抗生素并停药。

贝伐珠单抗（bevacizumab）

（一）剂型、规格

注射液　4ml：100mg；16ml：400mg。

（二）剂量和用法

1. 用法用量

（1）转移性乳腺癌，HER2阴性，联合一线化疗方案，28天为1个周期，第1、15天10mg/kg静脉输注；二线治疗联合其他化疗，每3周注射15mg/kg或每2周10mg/kg联合化疗。

（2）首次静脉输注时间需持续90分钟。如果第一次给药耐受性良好，则第二次给药的时间可以缩短到60分钟。如果患者对60分钟也具有良好的耐受性，则随后进行的所有给药都可以用30分钟的时间完成。

2. 配制注意事项

（1）用0.9%氯化钠注射液稀释至需要的给药容积，贝伐珠单抗溶液的终浓度应该保持在1.4～16.5mg/ml。产品中不含有抑菌剂，剩余的药品都要丢弃掉，不能再次使用，给药前应该用肉眼检查有无颗粒物和变色。

（2）贝伐珠单抗与聚氯乙烯和聚烯烃袋之间的相容性未见研究报道。贝伐珠单抗不能用右旋糖酐注射液或葡萄糖注射液稀释给药。

3. 特殊患者及剂量调整说明　对贝伐珠单抗在儿童和青少年中应用的安全性和有效性尚不明确；在老年人中应用时不需要进行剂量调整；对贝伐珠单抗在肝、肾功能不全患者中应用的安全性和有效性还没有进行过研究；不推荐减少贝伐珠单抗的使用剂量。

（三）不良反应

严重不良反应为胃肠道穿孔、出血、动脉血栓栓塞。联合化疗方案,常见血象异常、外周感觉神经病变、高血压、胃肠道反应、乏力、疲乏等。

1. 十分常见的不良反应（＞10%）

（1）高血压:发生率有所升高,高血压的发生可能具有剂量依赖性。各级高血压的发生率为42.1%,3级以上高血压的总发生率为0.4%～17.9%,高血压危象为1.0%。极少数病例报告了高血压脑病,一般通过口服抗高血压药物即可充分控制高血压。

（2）蛋白尿:蛋白尿的发生有剂量依赖性,发生率为0.7%～38%。4级蛋白尿,应永久性地终止贝伐珠单抗治疗。具有高血压病史的患者发生蛋白尿的风险可能性加大。蛋白尿的发生可能与贝伐珠单抗的剂量相关,建议在开始采用贝伐珠单抗治疗之前检测尿蛋白。在大多数临床试验中,当尿蛋白水平≥2g/24h时,需要推迟贝伐珠单抗治疗,直到尿蛋白水平恢复到<2g/24h,再开始治疗。

2. 常见不良反应（＞1%至≤10%）

（1）充血性心力衰竭:大部分发生充血性心力衰竭（CHF）的患者在此之前接受过蒽环类药物的治疗,

或者之前左胸壁接受过放射治疗,或者具有其他发生CHF的危险因素。在患有临床明显心血管疾病或先前曾经患有充血性心力衰竭的患者中,采用贝伐珠单抗治疗时应该慎重。

(2)出血与血栓栓塞:包括咯血、胃肠道出血、中枢神经系统(CNS)出血、鼻出血以及阴道出血的概率会比单独化疗增多2~5倍,多见于有肺部或脑部病灶患者。出现严重出血或者近期曾有频繁咯血的患者不建议使用贝伐珠单抗治疗。治疗中出现3级或4级出血的患者应永久停用贝伐珠单抗。血栓栓塞事件的发生率会有所升高,包括动脉血栓栓塞和静脉血栓栓塞,发生率分别为3.8%和2.8%~17.3%。对于有血栓高危因素的患者,在采用贝伐珠单抗对此类患者进行治疗时,应该慎重;如果患者发生了威胁生命(4级)的静脉栓塞事件,应该停用贝伐珠单抗,对于静脉栓塞事件≤3级的患者需要密切监测。

(3)伤口愈合并发症:使用贝伐珠单抗可能出现伤口愈合及手术并发症(包括严重及致命的)的概率会增加。出现伤口愈合并发症的患者应暂停贝伐珠单抗直至伤口痊愈。预计进行择期手术时应暂停贝伐珠单抗治疗。手术前至少停药28天。手术后至少28天及伤口完全恢复之前不能使用贝伐珠单抗。

3. 其他十分常见 / 常见不良反应　食欲减退、腹泻、便秘、恶心、呕吐、腹痛、便血、口腔炎等消化道毒性,发热、乏力、疼痛、黏膜炎症、剥脱性皮炎、干皮病、皮肤脱色、关节炎、流泪增多等眼部不适。与化疗方案合用,某些毒性反应发生率可能升高,如血液系统毒性反应;外周感觉神经异常,如味觉异常、构音困难等;输液相关反应 / 超敏反应,全身性预防给药不能防止此类反应发生。

（四）相互作用

贝伐珠单抗与苹果酸舒尼替尼联合使用有微血管溶血性贫血（MAHA）的报道；此外，还观察到血压升高（包括高血压危象）、肌酐升高和神经病学症状。所有这些发现随着贝伐珠单抗和舒尼替尼的停用而恢复，均为可逆性的。

（五）用药注意事项

1. 出现以下情况，停止使用贝伐珠单抗：①胃肠道穿孔，涉及内脏瘘形成；②需要干预治疗的伤口裂开以及伤口愈合并发症；③严重出血；④严重动脉血栓事件；⑤高血压危象或高血压脑病；⑥可逆性后部白质脑病综合征（RPLS）；⑦肾病综合征。

2. 如果出现以下状况，需暂停使用贝伐珠单抗：①择期手术前 4 周；②药物控制不良的严重高血压；③中度到重度的蛋白尿需要进一步评估；④严重输液相关反应。

3. 未使用／过期药品处置　尽量避免药品在环境中的释放。药品不应经废水处置，应避免经家用垃圾方式处置。应按医疗垃圾处置。

4. 高血压　建议在采用贝伐珠单抗治疗的过程中对血压进行监测。对于有高血压病史的患者，应对高血压给予充分的控制。

5. 中性粒细胞减少　联合部分骨髓毒性化疗方案时，重度的中性粒细胞减少、中性粒细胞减少性发热或者伴有重度中性粒细胞减少的感染的发生率有所增加。

6. 超敏反应　贝伐珠单抗禁用于已知对下列物质过敏的患者：①产品中的任何一种组分；②中国仓鼠卵巢细胞产物或者其他重组人类或人源化抗体。在贝伐珠单抗给药期间及治疗后应密切观察患者，如发生过敏反应,应中止输注并采取适当的治疗。

依维莫司(everolimus)

(一)剂型、规格

片剂 2.5mg;5mg;10mg。

(二)剂量和用法

1. 用法用量

(1)晚期乳腺癌,激素受体阳性、HER2阴性或阿那曲唑、来曲唑治疗失败后联合治疗,推荐剂量10mg,每天1次。在每天同一时间服用,空腹或餐后服用均可。

(2)给药方法:用一杯水整片送服不应咀嚼或压碎。无法吞咽患者,将片剂放入约30ml水中轻轻搅拌至完全溶解(约需要7分钟)后立即服用。用相同容量的水清洗水杯并将清洗液全部服用,确保服用完整剂量。

2. 剂量调整 出现严重和/或不可耐受的不良反应时,需要暂时减少给药剂量和/或中断治疗。如需要减少剂量,推荐之前给药剂量的一半。如果剂量减至最低可用片剂规格以下时,应考虑每隔一日给药一次。如果具备检测条件,可考虑进行依维莫司全血谷浓度监测。调整剂量以使谷浓度达到5~15ng/ml。如果谷浓度<5ng/ml或>15ng/ml时,按2.5mg的幅度增加或降低日剂量。如果接受最低可用规格剂量的患者需要下调剂量,应每隔一日给药一次。

(1)发生4级不良反应的患者应停药;2~3级不良反应应暂时停药(如毒性耐受则无须停药,但应加强监测),直至恢复至1级时,再次减量使用;对于1级不良反应对症治疗,无须调整剂量。

(2)肝功能异常者:轻度肝功能受损(Child-Pugh A级),推荐剂量为7.5mg/d;中度肝功能受损(Child-Pugh

B 级),推荐剂量是 5mg/d;如果不耐受,将剂量降至下一梯度;重度肝功能受损(Child-Pugh C 级),如预期获益大于风险,可考虑 2.5mg/d;治疗过程中,根据肝功能分级变化,调整剂量。

(三) 不良反应

1. 常见不良反应　(发生率≥30%)为口腔炎、感染、虚弱、乏力、咳嗽和腹泻;3～4 级不良反应(发生率≥3%)为感染、呼吸困难、乏力、口腔炎、脱水、肺炎、腹痛和虚弱;最常见的实验室检查异常(发生率多≥50%)为贫血、高胆固醇血症、高甘油三酯血症、高血糖、淋巴细胞减少和肌酐升高;常见的 3～4 级实验室检查异常(发生率≥3%)为淋巴细胞减少、高血糖、贫血、低磷血症和高胆固醇血症。

2. 严重不良反应

(1)非感染性肺炎:19% 的患者报告非感染性肺炎,3 级以上发生率为 4.0%,对于 4 级病例,应停止使用本品治疗,可考虑使用糖皮质激素直至临床症状缓解。

(2)感染:依维莫司具有免疫抑制性,因此患者易于感染细菌、真菌、病毒或原虫,包括机会致病菌导致的感染,少数为重度或致命性感染;在开始本品治疗前应彻底治疗已经存在的感染,如果诊断为感染,应迅速开始相应的治疗并考虑中断或停止本品的治疗。

(3)口腔溃疡:发生率为 44%～86%。4%～9%的患者报告了 3 级或 4 级口腔炎。对于此类病例,建议使用局部治疗,但含酒精、过氧化物、碘或百里香的漱口液会加重病情,应避免使用。除非诊断为真菌感染,否则不应使用抗真菌药。

(4)肾功能损害:在依维莫司治疗的患者中曾观察到肾衰竭病例(包括急性肾衰竭),有些可导致死亡,应监测肾功能。

（四）相互作用

依维莫司是 CYP3A4 底物，也是 P- 糖蛋白的底物和中效抑制剂。在体外，依维莫司是 CYP3A4 的竞争性抑制剂和 CYP2D6 的混合抑制剂，与相关药物合用时需调整剂量。

1. CYP3A4 和 P- 糖蛋白抑制剂

（1）避免合用 CYP3A4 强效抑制剂（如伊曲康唑、克拉霉素、阿扎那韦、奈法唑酮、沙奎那韦、替利霉素、利托那韦、茚地那韦、奈非那韦、伏立康唑），以免升高依维莫司的血药浓度。

（2）合用 CYP3A4 和 / 或 P- 糖蛋白中效抑制剂（如氨普那韦、福沙那韦、阿瑞匹坦、红霉素、氟康唑、维拉帕米、地尔硫䓬）时，可将依维莫司剂量降至 2.5mg/d。根据患者的耐受性差异考虑将剂量从 2.5mg 增至 5mg。如果停用中效抑制剂，应该有 2～3 天的洗脱期，再将剂量恢复。

2. CYP3A4 强效诱导剂　避免合用强效 CYP3A4 诱导剂（如苯妥英、卡马西平、利福平、利福布汀、利福喷丁和苯巴比妥）。如需要合用，应以 5mg 剂量递增，从 10mg/d 增至 20mg/d，但尚没有调整给药剂量的临床数据。如果停用强效诱导剂，应恢复至之前剂量。

3. 敏感的 CYP3A4 底物　同时口服咪达唑仑（敏感的 CYP3A4 底物），依维莫司导致咪达唑仑 C_{max} 上升 25%，AUC_{0-inf} 上升 30%。

4. 依维莫司与长效奥曲肽合用时，奥曲肽 C_{min} 上升约 50%。

5. 依维莫司能剂量依赖性地降低他克莫司的血药浓度，应避免合用或密切监测血药浓度，及时调整他克莫司的剂量。

6. 圣约翰草(金丝桃)可非预期地降低依维莫司暴露量,应避免使用。

(五)用药注意事项

1. 对于临床出现药物不良反应的高危患者,可考虑进行依维莫司全血谷浓度监测。

2. 对依维莫司有效成分、其他西罗莫司衍生物或本品中任一辅料过敏者禁用。在使用依维莫司和其他西罗莫司衍生物患者中已观察到过敏反应。

3. 用药期间及用药前应监测的实验室指标包括肾功能(血肌酐、尿素氮与蛋白尿)、血糖、血脂与血常规。

4. 在依维莫司治疗期间应避免接种活疫苗,避免与接种过活疫苗的人密切接触。

5. 依维莫司可能使伤口愈合延迟,并增加伤口相关并发症的风险。围手术期应慎用依维莫司。

帕妥珠单抗(pertuzumab)

(一)剂型、规格

注射用粉针剂　420mg。

(二)剂量和用法

1. 用法用量　本品通过静脉输注给药,输注时间30～60分钟。在每次完成帕妥珠单抗输液后,建议观察30～60分钟,观察结束后可继续曲妥珠单抗或化疗治疗。

(1)治疗方案:推荐起始剂量为840mg,静脉输注60分钟,此后每3周给药一次,给药剂量为420mg,帕妥珠单抗和曲妥珠单抗必须序贯给药,但两者可按任意顺序给药,每3周给药一次。

对于接受紫杉类药物治疗的患者,帕妥珠单抗和曲妥珠单抗给药应先于紫杉类药物。对于接受蒽环类药物治疗的患者,帕妥珠单抗和曲妥珠单抗应在完成完整蒽环类药物治疗方案后给予。

（2）疗程:①用于术前新辅助治疗时,建议患者接受 3～6 个周期的帕妥珠单抗治疗;行新辅助治疗的患者在辅助治疗时应继续接受帕妥珠单抗和曲妥珠单抗以完成 1 年的治疗。②用于术后辅助治疗时,帕妥珠单抗应联合曲妥珠单抗每 3 周 1 次治疗,持续用药 1 年(最多 18 个周期)或至疾病复发或发生无法耐受的毒性(以先发生者为准)。③治疗转移性乳腺癌时,本品与曲妥珠单抗和多西他赛联合使用,直至出现疾病进展或不可耐受的毒性。即使终止多西他赛治疗,帕妥珠单抗与曲妥珠单抗的治疗仍可继续。④本品联合曲妥珠单抗治疗应在含紫杉类药物治疗的第 1 个周期第 1 天开始使用,即使化疗停药,也应继续完成为期 1 年的曲妥珠单抗和帕妥珠单抗治疗。

2. 配制注意事项　帕妥珠单抗不含抗菌防腐剂,必须确保已制备输液的无菌性。不得使用 5% 葡萄糖溶液稀释帕妥珠单抗,因其在 5% 葡萄糖溶液中的化学和物理性质不稳定。从西林瓶中抽出 14ml 帕妥珠单抗浓缩液,注入于 250ml 0.9% 氯化钠 PVC 或非 PVC 聚烯烃输液袋中稀释。请勿将生理盐水从输液袋中抽出。起始剂量需要使用两瓶帕妥珠单抗,稀释后溶液浓度约为 3.0mg/ml,后续剂量使用一瓶帕妥珠单抗,稀释后溶液浓度约为 1.6mg/ml。应轻轻倒置输液袋以混匀溶液,请勿振摇,避免起泡。注射用药物在给药前应进行目视检查,以查看有无颗粒和变色。一旦制备好输液,应立即输注。

3. 剂量调整　如果停止曲妥珠单抗治疗,则帕妥珠单抗亦应停用。不建议对帕妥珠单抗和曲妥珠单抗减量给药。患者可在因化疗导致的可逆性骨髓抑制期间继续接受靶向治疗,但在此期间应密切监测中性粒细胞减少的并发症。

(1)输液相关反应:如果患者出现输液相关反应,可减慢帕妥珠单抗的输注速度或中断给药。如果患者出现严重的超敏反应(如速发过敏反应),应立即停止输注,且永久停药。

(2)心脏毒性:启用本品前以及在治疗期间需每12周评估左心室射血分数(LVEF),早期乳腺癌治疗前需 LVEF≥55%,当 LVEF<50%,且与治疗前绝对数值相比降低了≥10%,帕妥珠单抗和曲妥珠单抗至少暂停 3 周,LVEF≥50% 或与治疗前绝对数值相比降低了<10%,则在 3 周后重新使用帕妥珠单抗和曲妥珠单抗。对于接受蒽环类药物化疗的患者,在完成蒽环类药物化疗之后和在首次帕妥珠单抗和曲妥珠单抗治疗之前,LVEF 需≥50%。

(3)给药延迟或漏用:如果两次连续输注的时间间隔<6 周,应尽早静脉输注 420mg 帕妥珠单抗。请勿等到下一次计划用药的时间点。如果两次连续输注的时间间隔≥6 周,应重新给予 840mg 负荷剂量的帕妥珠单抗,静脉输注 60 分钟,此后每 3 周 1 次给予维持剂量420mg,30～60 分钟静脉输注。

(三)不良反应

各临床试验汇总的数据显示帕妥珠单抗最常见的不良反应(≥30%)为腹泻、脱发、恶心、疲劳、中性粒细胞减少和呕吐。最常见的 3～4 级不良反应(≥10%)为中性粒细胞减少和发热性中性粒细胞减少。需要特别关注的不良反应如下。

1. 左心室功能不全　与接受曲妥珠单抗＋化疗治疗的患者相比,接受帕妥珠单抗＋曲妥珠单抗＋化疗治疗的患者中,有症状的左心室功能不全(left

ventricular dysfunction,LVD)的发生率更高。既往接受蒽环类药物治疗或胸部放疗患者发生 LVEF 降低的风险可能更高。大多数在辅助治疗中出现症状性心力衰竭的病例为接受蒽环类药物化疗的患者在首次接受帕妥珠单抗治疗之前评估 LVEF,并在治疗期间予以定期评估,以确保 LVEF 在正常范围内。如果 LVEF 下降并未改善,或者在后续评估中进一步下降,应考虑停用帕妥珠单抗及曲妥珠单抗,除非医生认为个别患者获益大于风险。

2. 输液相关反应 输液相关反应被定义为在输注期间或输注当天发生的超敏反应、速发过敏反应、急性输液相关反应或细胞因子释放综合征事件。大多数超敏反应为轻度或中度,经治疗后可完全恢复。

3. 发热性中性粒细胞减少 在关键性研究 CLEOPATRA 中,两个治疗组中的大多数患者至少经历过一次白细胞减少事件(帕妥珠单抗治疗组和安慰剂治疗组分别为 63.0% 和 58.3%),其中大多数为中性粒细胞减少事件。

4. 腹泻 在帕妥珠单抗治疗的患者中,3~4级腹泻的发生率为 9.3%,最长发作的中位持续时间为 18 天,采用抗腹泻药物主动管理腹泻事件具有较好的效果。

5. 皮疹 在转移性乳腺癌关键研究 CLEOPATRA 中,接受帕妥珠单抗治疗的患者中有 51.7% 出现皮疹,大多数事件的严重程度为 1 级或 2 级,发生在前两个周期,标准疗法有效,例如局部或口服治疗痤疮。

（四）相互作用

在五项研究中对比评估了帕妥珠单抗对同时给药的细胞毒性药物、多西他赛、紫杉醇、吉西他滨,卡培他滨、卡铂和厄洛替尼等药代动力学的作用,尚无证据表明帕妥珠单抗与上述任一种药物之间存在任何药代动力学相互作用。

（五）用药注意事项

1. 稳定性　2～8℃避光贮存，勿冷冻、勿摇动。帕妥珠单抗输注用溶液在含 0.9% 氯化钠注射液的聚氯乙烯（PVC）或非 PVC 聚烯烃袋中稀释，该稀释液应在使用前储存于 2～8℃（36～46℉）的温度下，最多24 小时。已稀释的帕妥珠单抗可稳定长达 24 小时（最高 30℃）。然而，由于已稀释的帕妥珠单抗不含防腐剂，该稀释液应冷藏储存（2～8℃）。不得使用 5% 葡萄糖溶液稀释帕妥珠单抗，因其在 5% 葡萄糖溶液中的化学和物理性质不稳定。

2. 安全性

（1）如果停止曲妥珠单抗治疗，则帕妥珠单抗亦应停用。

（2）对于接受蒽环类药物化疗的患者，在完成蒽环类药物化疗之后和在首次帕妥珠单抗和曲妥珠单抗治疗之前，LVEF 需 ≥50%。

（3）大于 65 岁老年患者无须剂量调整；轻度或中度肾功能不全患者无须剂量调整，尚无针对重度肾功能不全患者的推荐剂量；在肝功能不全患者中的安全性和有效性尚未研究。

3. 不推荐以下患者使用帕妥珠单抗治疗　充血性心力衰竭病史、高危未控制的心律失常、需要药物治疗的心绞痛、有临床意义的瓣膜疾病、心电图显示透壁心肌梗死、控制不佳的高血压。

4. 输液相关反应　帕妥珠单抗与输液相关反应有关，包括有致命后果的事件。建议在帕妥珠单抗首次输注期间及之后 60 分钟内、后续输注期间及之后 30分钟内对患者进行密切观察。如果发生显著的输液相关反应，应减慢或中断输注，并进行适当的药物治疗。

在症状和体征完全消退之前,应仔细对患者进行评估并予以监测。对于有重度输液相关反应的患者应考虑永久停药。

5. 胚胎毒性 暴露本品可导致胚胎-胎儿死亡和出生缺陷。应向患者告知这些风险并在用药时采取有效的避孕措施。

吡咯替尼(pyrotinib)

(一)剂型、规格

片剂 14片/瓶(80mg规格);28片/瓶(160mg规格)。

(二)剂量和用法

1. 用法用量 推荐剂量为400mg,每天1次,餐后30分钟内口服,每天同一时间服药。连续服用,每21天为1个周期。如果患者漏服了某一天的吡咯替尼,不需要补服,下一次按计划服药即可。

2. 剂量调整 第一次剂量调整,320mg,每天1次;第二次剂量调整,240mg,每天1次。

一些持续存在的2级不良反应也可能需要多次暂停用药和/或下调剂量。每次暂停均应在不良事件恢复至0~1级且并发症消失后再恢复给药。吡咯替尼的每次连续暂停时间和每个周期累计暂停时间不应超过14天。如暂停给药后受试者仍有临床不可控制(即临床治疗或观察<14天后仍存在,出现≥2次)的不良事件,则在暂停后恢复用药时应减少一个水平的剂量,吡咯替尼允许下调最低剂量为240mg。

(三)不良反应

1. 常见不良反应 胃肠道反应,包括腹泻、呕吐、恶心、腹痛和口腔黏膜炎等,其中腹泻是吡咯替尼临床试验中观察到的最常见的不良反应。吡咯替尼与卡培他滨联合使用时,最常见的不良反应(>20%)除了胃肠道反应外,还包括手足综合征、肝功能异常等。

2. 严重不良反应　LVEF 下降。当病患出现 N2 级(至少较基线下降 10%～19%)的 LVEF 下降且合并相关的症状时,暂停吡咯替尼,直至 LVEF 恢复至正常范围内,且较基线下降小于 10%。

(四)相互作用

在体外,吡咯替尼主要由 CYP3A4 酶代谢,与 CYP3A4 的强诱导剂(例如地塞米松、苯妥英钠、卡马西平、利福平等)合并使用时,因可能降低吡咯替尼的系统暴露,潜在影响抗肿瘤治疗效果。与 CYP3A4 强抑制剂(例如伊曲康唑、红霉素、克拉霉素、利托那韦、伏立康唑、葡萄柚)合并使用时,因可能增加吡咯替尼的系统暴露,增加患者安全性风险。肝功能不全患者尤其需要警惕吡咯替尼与 CYP3A4 抑制剂的药物相互作用风险。

吡咯替尼对 CYP2C19 有较弱的抑制作用(半数抑制浓度 $[IC_{50}]=18.52\mu mol/L$),同时使用经 CYP2C19 酶代谢的药物可能会提高该药物的血药浓度。

根据本品结构类似药物的研究结果,吡咯替尼是 P-糖蛋白转运底物的可能性较大,抑制 P-糖蛋白的药物可能会增加吡咯替尼的血药浓度。

(五)用药注意事项

1. 密封,在 25℃以下干燥处保存,启封后保存不得超过 1 个月。

2. 中、重度肝功能不全可能面临肝脏毒性风险,不推荐使用。

奈拉替尼(neratinib)

(一)剂型、规格

片剂　40mg。

（二）剂量和用法

1. 用法用量　奈拉替尼的推荐剂量为 240mg（6片），每天 1 次，随餐服用，连续用药 1 年。每天大致同一时间服用。应整片吞服（不得咀嚼、压碎或劈开）。如果患者漏服，不得补服漏服的剂量，按每日剂量于次日重新服用奈拉替尼。

2. 剂量调整

（1）建议根据个体安全性与耐受情况调整奈拉替尼的剂量。可能需要中断给药和 / 或减少剂量来控制某些不良反应，第一次剂量减少至每天 200mg，第二次剂量减少至每天 160mg，第三次剂量减少至每天 120mg，对于未能从治疗相关毒性中恢复至 0～1 级、有导致治疗延迟>3 周的毒性或不能耐受每天 120mg 的患者，停止使用奈拉替尼。

（2）重度肝功能损害（Child-Pugh C）患者中奈拉替尼起始剂量降低至 80mg，对于轻度至中度肝功能损害（Child-Pugh A 或 B）患者，不推荐剂量调整。

（三）不良反应

1. 最常见的不良反应（>5%）　为腹泻、恶心、腹痛、疲乏、呕吐、皮疹、口腔炎、食欲下降、肌肉痉挛、消化不良、GOT 或 GPT 升高、指甲病变、皮肤干燥、腹胀、体重减轻和尿路感染。导致停药的最常见不良反应为腹泻。

2. 严重不良反应　包括腹泻（1.6%）、呕吐（0.9%）、脱水（0.6%）、蜂窝织炎（0.4%）、肾衰竭（0.4%）、丹毒（0.4%）、肝功能异常（0.3%）、恶心（0.3%）、疲乏（0.2%）和腹痛（0.2%）。

（四）相互作用

奈拉替尼和质子泵抑制剂伴随用药导致奈拉替尼 C_{max} 降低 71%，AUC 降低 65%，H_2 受体拮抗剂或抗酸药可能降低奈拉替尼血药浓度。奈拉替尼与强效 CYP3A4 抑制剂伴随用药使奈拉替尼的 C_{max} 增加 321%,AUC 增加 481%,奈拉替尼浓度升高可能增加毒性风险。

（五）用药注意事项

1. 药物过量　没有特定的解毒药,血液透析治疗奈拉替尼给药过量的获益未知。用药过量情况下,应停止用药并给予常规支持治疗措施。

2. 储藏　密封,不超过 25℃保存。

3. 奈拉替尼主要经肝脏代谢,对于轻度至中度肝功能损害的患者无须调整剂量。患有重度肝功能损害的患者,应该降低奈拉替尼的剂量。

哌柏西利（palbociclib）

（一）剂型、规格

胶囊剂　75mg;100mg;125mg。

（二）剂量和用法

1. 用法用量　推荐剂量为 125mg,每天 1 次,口服（整粒吞服）,宜随餐同服,连续服用 21 天,之后停药 7 天,28 天为一个治疗周期。如发生呕吐或者漏服,不需补服,下次服用照常,不需加倍。

2. 剂量调整　首次剂量调整:100mg 每天 1 次;第 2 次剂量调整:75mg 每天 1 次。

（1）在开始哌柏西利治疗前、每个治疗周期开始时、前 2 个周期的第 15 天以及有临床指征时应监测全血细胞计数。

（2）当所有不良反应分级≤2 级时,无须调整剂量;当不良反应分级为 4 级时,暂停哌柏西利,待恢复至≤2 级,下调一个剂量开始下一周期治疗。

（3）当不良反应分级为 3 级时,血液学毒性:若为治疗周期第 1 天出现,暂停哌柏西利,直至恢复至≤2级,并在 1 周内重复监测全血细胞计数;当恢复至≤2级时,以相同剂量开始下一治疗周期。若为前 2 个治疗周期的第 15 天出现,可继续原剂量至当前周期结束;若≤1 周恢复至≤2 级,以相同剂量开始下一周期治疗,若恢复时间>1 周或恢复的第 1 天再次出现 3 级毒性,下调一个剂量开始下一周期治疗。若出现 3 级中性粒细胞计数减少伴发热(38.5℃)或感染,下调一个剂量开始下一周期治疗。

非血液学毒性:暂停哌柏西利,待恢复至≤2 级,下调一个剂量开始下一周期治疗。

(三)不良反应

发生频率定义为:十分常见(≥1/10)、常见(≥1/100 至<1/10)和偶见(≥1/1 000 至<1/100)。

1. 十分常见　≥20%:中性粒细胞计数降低、感染、白细胞计数降低、疲乏、恶心、口腔炎、贫血、脱发和腹泻。≥10% 且<20%:血小板计数降低、呕吐、皮疹、食欲下降、乏力、发热。

2. 常见　<10%:皮肤干燥、GOT 升高、鼻衄、GPT升高、味觉障碍、流泪增加、视物模糊、眼干燥症、发热性中性粒细胞减少。

(四)相互作用

哌柏西利主要被 CYP3A 和磺基转移酶(sulphotransferase,SULT)SULT2A1 代谢。在体内,哌柏西利是 CYP3A 的时间 - 依赖性弱抑制剂。

(五)用药注意事项

1. 禁忌证　对活性成分或任一辅料成分(微晶纤维素、单水乳糖、羧甲基淀粉钠、胶态二氧化硅、硬脂酸镁)过敏者禁用。

2. 老年人、轻度或中度或重度肾功能损伤、轻度或中度肝功能损伤（Child-Pugh A 级和 B 级）患者无须调整哌柏西利的剂量。重度肝功能损伤（Child-Pugh C 级）患者的推荐剂量为 75mg，每天 1 次。

3. 应避免与强效 CYP3A 抑制剂合用，包括但不限于：克拉霉素、茚地那韦、伊曲康唑、洛匹那韦/利托那韦、奈法唑酮、奈非那韦、泊沙康唑、沙奎那韦、特拉匹韦、替利霉素、伏立康唑和葡萄柚或葡萄柚汁，如果患者必须合用 CYP3A 强效抑制剂，则将哌柏西利的剂量减少至 75mg，每天 1 次。如果停用强效抑制剂，则将哌柏西利的剂量增加至开始使用 CYP3A 强效抑制剂之前的剂量（在抑制剂的 3～5 个半衰期后）。应避免与强效 CYP3A 诱导剂合用，包括但不限于：卡马西平、恩扎卢胺、苯妥英、利福平和圣约翰草。与轻度和中度 CYP3A 抑制剂或 CYP3A 诱导剂合用时无须调整剂量。

阿贝西利（abemaciclib）

（一）剂型、规格

片剂　50mg；100mg；150mg。

（二）剂量和用法

1. 用法用量　推荐剂量为 150mg，每天 2 次，口服（整片吞服），可在空腹或进食情况下给药，连续服用。如发生呕吐或者漏服，不需补服，下次服用照常，不需加倍。

2. 剂量调整　首次剂量调整：100mg 每天 2 次；第 2 次剂量调整：50mg 每天 2 次。

（1）血液学毒性：在开始阿贝西利治疗之前、治疗最初 2 个月内每 2 周 1 次、接下来 2 个月内每月 1 次以及出现临床指征时应监测全血细胞计数。当不良反应分级≤2 级时，无须调整剂量；当首次出现 3 级不良反应时，暂停给药，直至毒性降低至≤2 级，不需要降低剂量;当再次出现 3 级或首次出现 4 级不良反应时,暂停给药,直至毒性降低至≤2 级,重新开始给药时应降低 1 个剂量水平。

(2)腹泻:应在第一次出现稀便时开始抗腹泻药物治疗,如洛哌丁胺。当不良反应分级为 1 级时,无须调整剂量;当不良反应分级为 2 级时,如果毒性未在 24 小时内降低至 1 级或以下,暂停给药直至恢复,不需要降低剂量,若 2 级不良反应采取最大支持措施后仍持续不缓解,或者在以相同剂量重新开始治疗后复发的 2 级不良反应,或者 3 级、4 级、需要住院的不良反应,均需暂停给药,直至毒性降低至≤1 级,后续重新开始给药时应降低 1 个剂量水平。

(3)肝脏毒性:在开始阿贝西利治疗之前、治疗最初 2 个月内每 2 周 1 次、接下来 2 个月内每月 1 次以及出现临床指征时应监测 GPT 和 GOT。若氨基转移酶升高为 1 级,或 2 级时不伴总胆红素>2 倍 ULN,无须调整剂量;若为持续性或复发性 2 级,或 3 级不伴随总胆红素>2 倍 ULN,暂停给药,直至毒性降低至基线或 1 级,重新开始给药时应降低 1 个剂量水平;若在没有胆汁淤积的情况下,GOT 和 / 或 GPT 升高>3 倍 ULN,伴总胆红素>2 倍 ULN,应终止阿贝西利治疗。4 级(>20 倍 ULN),应终止阿贝西利治疗。

(4)间质性肺疾病(ILD)/肺炎:当不良反应分级≤2 级时,无须调整剂量,但若采取最大支持措施后未在 7 天内降低至基线或 1 级的持续性或复发性 2 级毒性,暂停给药,直至毒性降低至基线或 1 级,重新开始给药时应降低 1 个剂量水平;若不良反应为 3 级或 4 级,应终止阿贝西利治疗。

(5)静脉血栓栓塞:局部晚期或转移性乳腺癌出现≤2 级不良反应时,无须调整剂量;早期乳腺癌出现任何级别不良反应、局部晚期或转移性乳腺癌出现 3 级或 4 级不良反应时,暂停给药,按临床指征治疗,待患者临床病情稳定后可以重新开始阿贝西利给药,无须调整剂量。

（6）其他毒性:当不良反应分级≤2 级时,无须调整剂量;但若采取最大支持措施后未在 7 天内降低至基线或 1 级的持续性或复发性 2 级毒性或 3 级或 4 级毒性,暂停给药,直至毒性降低至≤1 级,重新开始给药时应降低 1 个剂量水平。

（三）不良反应

发生频率定义为:十分常见（≥1/10）、常见（≥1/100至<1/10）、偶见（≥1/1 000 至<1/100）。

1. 十分常见　感染、中性粒细胞计数降低、白细胞计数降低、贫血、血小板计数降低、淋巴细胞计数降低、食欲下降、味觉倒错、头痛、头晕、腹泻、呕吐、恶心、口腔黏膜炎、脱发、瘙痒、皮疹、发热、疲乏、GOT 升高、GPT 升高。

2. 常见　流泪增加、静脉血栓栓塞、间质性肺疾病（ILD）/肺炎、消化不良、指甲疾病、皮肤干燥、肌肉无力。

3. 偶见　发热性中性粒细胞减少。

（四）相互作用

阿贝西利主要由 CYP3A4 代谢。合并使用阿贝西利和 CYP3A4 抑制剂会升高阿贝西利的血浆浓度,应避免合并使用强效 CYP3A4 抑制剂。如果需要同时使用强效 CYP3A4 抑制剂,则应降低阿贝西利的剂量,并密切监测毒性。接受中效或低效 CYP3A4 抑制剂治疗的患者无须调整剂量,但应密切监测毒性体征。由于存在阿贝西利有效性降低的风险,应避免合并使用强效 CYP3A4 诱导剂。

（五）用药注意事项

1. 禁忌证 对活性成分或任一辅料成分［微晶纤维素 101、微晶纤维素 102、交联羧甲基纤维素钠、乳糖、二氧化硅、硬脂富马酸钠、橙黄色色素混合物（50mg 规格）、白色色素混合物（100mg 规格）、黄色色素混合物（150mg 规格）］过敏者禁用。

2. 老年人、轻度或中度肾功能损伤、轻度或中度肝功能损伤（Child-Pugh A 级和 B 级）患者无须调整阿贝西利的剂量。重度肾功能损伤患者慎用，重度肝功能损伤（Child-Pugh C 级）患者的推荐剂量为 150mg，每天 1 次。

3. 应避免合并使用强效 CYP3A4 抑制剂和阿贝西利，如果需要同时使用强效 CYP3A4 抑制剂，则应下调 1 个阿贝西利的剂量水平，并密切监测毒性，在已降低阿贝西利剂量至 50mg 每天 2 次，且不能避免合并使用强效 CYP3A4 抑制剂的患者中，可以考虑继续进行阿贝西利给药，并密切监测毒性体征。亦可考虑阿贝西利剂量降低至 50mg 每天 1 次或终止阿贝西利治疗。如果终止 CYP3A4 抑制剂治疗，阿贝西利剂量应升高至开始 CYP3A4 抑制剂治疗前所使用的剂量（在该 CYP3A4 抑制剂的 3～5 个半衰期之后）。强效 CYP3A4 抑制剂包括但不限于：克拉霉素、伊曲康唑、洛匹那韦／利托那韦、泊沙康唑或伏立康唑。避免摄入葡萄柚或葡萄柚汁。接受中效或低效 CYP3A4 抑制剂治疗的患者无须调整剂量，但应密切监测毒性体征。应避免合并使用强效 CYP3A4 诱导剂（包括但不限于：卡马西平、苯妥英、利福平和圣约翰草）。

达尔西利（dalpiciclib）

（一）剂型、规格

片剂 50mg；125mg；150mg。

（二）剂量和用法

1. 用法用量　推荐剂量为 150mg,每天 1 次,口服（整片吞服）,服药前、后 1 小时禁食,连续服用 21 天,之后停药 7 天,28 天为一个治疗周期。如发生呕吐或者漏服,不需补服,下次服用照常,不需加倍。

2. 剂量调整　首次剂量调整:125mg 每天 1 次;第 2 次剂量调整:100mg,每天 1 次。

（1）血液学毒性:在开始达尔西利治疗前、每个治疗周期开始时、前 2 个周期的第 15 天以及出现临床指征时应监测全血细胞计数。当不良反应分级≤2 级时,无须调整剂量;当首次出现 3 级不良反应时,暂停给药,直至毒性降低至≤2 级,不需要降低剂量;当多次出现 3 级不良反应时,暂停给药,直至毒性降低至≤2 级,重新开始给药时可考虑降低 1 个剂量水平;当不良反应分级为 4 级时或出现 3 级及以上发热伴中性粒细胞减少时,暂停用药,直至毒性降低至≤2 级,若为首次出现,可考虑相同剂量或下调一个剂量开始下一周期治疗。

（2）非血液学毒性:当不良反应分级≤2 级时,无须调整剂量;当不良反应分级≥3 级时,暂停达尔西利,待恢复至≤2 级,可考虑相同剂量或下调一个剂量开始下一周期治疗。

所有剂量调整如需进一步降低剂量至每天 100mg 以下,则终止治疗。

（三）不良反应

发生频率定义为:十分常见（ ≥1/10）、常见（ ≥1/100 至<1/10）和偶见（ ≥1/1 000 至<1/100）。以下不良反应为临床试验观察到的达尔西利联合氟维司群的发生率。

1. 十分常见　中性粒细胞计数降低、白细胞计数降低、贫血、血小板计数降低、皮疹、氨基转移酶升高、恶心、淋巴细胞计数降低、骨骼肌肉疼痛、口腔黏膜炎、乏力、血肌酐升高。

2. 常见　潮热、血胆红素升高、心电图 QT 间期延长、低钙血症、低钾血症、头痛、腹泻、单核细胞计数降低、脱发。

（四）相互作用

达尔西利主要被 CYP3A4 代谢，CYP2C9 和 CYP2C8 也介导了部分代谢反应，达尔西利对 CYP3A 有还原型辅酶Ⅱ（NADPH）时间依赖性抑制作用，达尔西利对 P-糖蛋白（P-gp）和乳腺癌耐药蛋白（BCRP）有一定抑制作用，此外，达尔西利在体内有抑制有机阴离子转运多肽（OATP1B1、OATP1B3）和多药及毒素外排转运蛋白1（MATE1）的风险。

（五）用药注意事项

1. 禁忌证　对活性成分羟乙磺酸达尔西利或本品任何成分过敏者禁用。

2. 老年人（≥65 岁）在医生指导下使用，不建议中度或重度肝、肾功能不全者使用达尔西利。

3. 应避免与强效 CYP3A4 抑制剂合用，包括但不限于：伊曲康唑、泊沙康唑、伏立康唑、克拉霉素、替利霉素、奈法唑酮、利托那韦、奈非那韦、沙奎那韦、茚地那韦、特拉匹韦和葡萄柚或葡萄柚汁。如果患者必须合用 CYP3A4 强效抑制剂，则暂停达尔西利，在停用 CYP3A4 强效抑制剂的 3～5 个半衰期后可恢复达尔西利，剂量和频率不变。应避免与强效 CYP3A4 诱导剂合用，包括但不限于：卡马西平、恩扎卢胺、苯妥英、利福平和圣约翰草。

西达本胺（chidamide）

（一）剂型、规格

片剂　5mg。

（二）剂量和用法

1. 用法用量　口服用药，成人推荐每次服药 30mg（6 片），每周服药 2 次，2 次服药间隔不应少于 3 天（如周一和周四、周二和周五、周三和周六等），餐后 30 分钟服用；若病情未进展或未出现不能耐受的不良反应，建议持续服药。

2. 剂量调整　在使用本品前，应进行血常规检查，相关指标满足以下条件方可开始用药：中性粒细胞绝对值 $\geq 1.5 \times 10^9$/L，血小板 $\geq 75 \times 10^9$/L，血红蛋白 ≥ 9.0g/dl。用药期间需定期检测血常规（通常每周 1 次）。

在用药过程中医生应根据不良反应情况调整用药，包括暂停用药并对症处理、降低剂量或停止本品治疗。针对血液学及非血液学不良反应的剂量调整原则见下：

（1）血液学不良反应剂量调整：血液学不良反应分级 ≥ 3 级时，暂停西达本胺，予以对症治疗，待不良反应降低至 ≤ 1 级时并经连续 2 次检查确认，重新用药；如之前的不良反应为 3 级，恢复用药时可采用原剂量或剂量降低至 20mg/ 次；如之前的不良反应为 4 级，恢复用药时剂量应降低至 20mg/ 次；针对血液学不良反应进行处理和剂量降低后，如果再次出现 4 级血液学不良反应或 3 级中性粒细胞降低伴体温高于 38.5℃，应停止西达本胺的治疗。

（2）非血液学不良反应剂量调整：如果出现 3 级非血液学不良反应，暂停用药并给予对症治疗，待不良反应降低至 ≤ 1 级时可恢复西达本胺用药，剂量降低至 20mg/ 次；若降低剂量后再次发生 ≥ 3 级不良反应或用药过程中出现 4 级非血液学不良反应，应停止西达本胺治疗。

（三）不良反应

1. 常见不良反应（发生率 $\geq 10\%$）　①血液学不良

反应,包括血小板计数降低、白细胞或中性粒细胞计数降低、血红蛋白降低;②全身不良反应,包括乏力、发热;③胃肠道不良反应,包括腹泻、恶心和呕吐;④代谢及营养系统不良反应,包括食欲下降、低钾血症和低钙血症;⑤其他不良反应,包括头晕、皮疹等。

2. 西达本胺片与依西美坦联用的血液学不良反应与西达本胺单药不良反应相似,非血液学不良反应与西达本胺和依西美坦已知不良反应特征相似,以1～2级为主,均可好转或恢复,无后遗症发生。

(四) 相互作用

1. 西达本胺临床推荐剂量下的稳态峰浓度为0.14μmol/L,远低于西达本胺对人肝微粒体 CYP450 各亚型的半数抑制浓度,无明显抑制作用。

2. 在体外,西达本胺对 CYP1A2 和 CYP3A4 均产生一定程度的诱导作用,但诱导作用呈一定的剂量依赖关系,在西达本胺的临床稳态峰浓度 0.1μmol/L 剂量范围内,仅在 mRNA 表达研究中存在微弱诱导。

3. 西达本胺对紫杉醇(CYP3A4 的底物)的体内药代动力学参数无明显影响,紫杉醇或卡铂对西达本胺的体内药代动力学参数无明显影响。

4. 西达本胺对依西美坦的体内暴露水平无影响,联合依西美坦后,西达本胺在受试者体内暴露水平有所增加,这可能与西达本胺多次给药蓄积以及试验未设计清洗期等因素相关。

(五) 用药注意事项

1. 遮光,密封保存。

2. 治疗过程中,每周进行一次血常规检查,出现≥3级血液学不良反应时,进行对症处理和暂停用药,隔天进行一次血常规检查,待相关血液学不良反应缓解至用药条件后可以恢复用药。

3. 治疗前,如果 γ-GT、GPT 或 GOT>正常上限 2.5倍,暂缓西达本胺用药,待相关指标降至正常值时再进行治疗。在用药过程中至少每 3 周检测一次肝功能相关指标,如果出现≥3 级肝功能异常,暂停用药,进行对症治疗,增加肝功能指标检查频率,直至不良反应缓解至≤1 级或用药前水平,恢复用药时应减量使用。目前尚缺乏西达本胺对肝功能损害人群进行研究,对于中、重度肝功能损害患者应谨慎服用。

4. 用药过程中至少每 3 周检测一次肾功能,如果某一项肾功能检测指标出现≥3 级异常情况,暂停用药,进行对症处理,增加肾功指标检查频率,直至不良反应缓解至≤1 级或用药前水平,恢复用药时应减量使用,目前尚缺乏西达本胺对中、重度肾功能损害患者药代动力学影响的评估,建议相关患者谨慎服用。

5. 用药过程中应关注电解质水平,定期检测。出现≥3 级异常时应暂停用药,对症处理,增加电解质检测频率,直至不良反应缓解至≤1 级或用药前水平可恢复用药,恢复用药时应减量使用。

恩美曲妥珠单抗(trastuzumab emtansine)

(一)剂型、规格
注射用粉针剂 100mg;160mg。

(二)剂量和用法
1. 用法用量 推荐剂量为 3.6mg/kg,每 3 周 1 次。通过静脉输注给药,输注 90 分钟。在输注期间应观察患者是否出现发热、寒战或其他输液相关反应。如果患者出现输液相关反应,减慢输注速率或中断给药可控制这些症状,待症状消失后可继续输注,出现危及生命的输液相关反应时,应终止治疗。给药期间应密切监测输注部位,防止可能出现皮下外渗的情况。如果既往输注时的耐受性良好,则以后输注可改为 30 分钟。

2. 治疗持续时间　早期乳腺癌患者应接受 1 年共 14 个周期的治疗,除非疾病复发或出现无法控制的毒性。晚期乳腺癌患者应持续接受治疗,直至疾病进展或出现无法控制的毒性。

3. 配制注意事项　采用适当的无菌技术,化疗药物制备程序。复溶制剂中不含防腐剂,仅供一次性使用。使用前应目测有无微粒物质或者变色。复溶溶液的颜色应为无色至浅棕色,无可见微粒,为澄清至微乳光溶液,如果复溶溶液含有可见微粒、浑浊或变色,请勿使用。使用无菌注射器,将 5ml 无菌注射用水缓慢注入 100mg 的本品中,或将 8ml 无菌注射用水注入 160mg 的本品中。轻轻旋转西林瓶直至完全溶解。切勿用力甩动。根据恩美曲妥珠单抗 3.6mg/kg 体重剂量,测定所需溶液体积:体积(ml)= 体重(kg)× 剂量(3.6mg/kg)/20(mg/ml 复溶溶液浓度)加 250ml 0.45% 氯化钠或 0.9% 氯化钠的注射液中。使用 0.45% 氯化钠时,可以不使用 0.2μm 或 0.22μm 的管内聚醚砜(PES)滤器。如果使用 0.9% 氯化钠进行输注,则需要 0.2μm 或 0.22μm 的管内聚醚砜(PES)滤器。不应使用 5% 葡萄糖作溶媒,因其可使蛋白聚集。输注液可在 2～8℃ 的冰箱中贮藏长达 24 小时,24 小时后丢弃未使用溶液。贮藏期间切勿冷冻或甩动输注袋。本品不得与其他药物混合或稀释。

4. 剂量调整　根据药物不良事件的分级,指导剂量调整,处理可能需要暂时中断给药、降低剂量或终止本品治疗。降低剂量后,不应再增加本品剂量。

剂量降低方案:起始剂量为 3.6mg/kg,第一次降低剂量为 3mg/kg,第二次降低剂量为 2.4mg/kg,若需要进一步降低剂量,则终止治疗。

剂量调整方案:

(1) GPT升高:早期乳腺癌患者GPT升高至2~3级时,暂停用药,直至GPT恢复至≤1级后降低一个剂量水平进行治疗;晚期乳腺癌患者GPT升高至2级时,以相同剂量水平进行治疗,升高至3级,暂停治疗直至GPT恢复至≤2级,然后降低一个剂量水平进行治疗;GPT升高至4级时,终止恩美曲妥珠单抗的治疗。

(2) GOT升高:早期乳腺癌患者GOT升高至2级时,GOT恢复至≤1级后以相同剂量水平进行治疗,GOT升高至3级时,暂停用药,GOT恢复至≤1级后降低一个剂量水平进行治疗。晚期乳腺癌患者GOT升高至2级,以相同剂量水平进行治疗,升高至3级,暂停治疗,直至GOT恢复至≤2级,然后降低一个剂量水平进行治疗;GOT升高至4级时,终止恩美曲妥珠单抗的治疗。

(3) 高胆红素血症:早期乳腺癌患者总胆红素(TBILI)升高在正常值上限的2倍及以内,待TBILI恢复至正常值后,降低一个剂量水平进行治疗;若TBILI升高超过正常上限的2倍以上,终止治疗。晚期乳腺癌患者TBILI升高至2级,暂停用药,直至TBILI恢复至≤1级时,以相同剂量水平进行治疗,升高至3级,暂停用药,直至TBILI恢复至≤1级,然后降低一个剂量水平进行治疗;升高至4级,终止恩美曲妥珠单抗的治疗。

(4) 出现肝脏结节再生性增生(NRH),永久终止恩美曲妥珠单抗的治疗。

(5) 药物诱导的肝损伤(DILI):晚期乳腺癌患者血清氨基转移酶升高至正常值上限的3倍以上,且总胆红素超过正常上限的2倍以上,排除其他原因可能引起氨基转移酶和总胆红素升高的情况下(如肝转移或合并用药),应永久性终止恩美曲妥珠单抗的治疗。

（6）血小板减少症:若血小板减少 2～3 级时,暂停用药,待血小板计数恢复至≤1 级后以相同剂量水平进行治疗。如果患者因血小板减少症延迟 2 次给药或出现 4 级血小板减少,待血小板恢复≤1 级后降低一个剂量水平进行治疗。

（7）左心室功能障碍:早期乳腺癌患者 LVEF<45% 或 LVEF 在 45%～49% 之间且相对基线下降≥10%,晚期患者 LVEF<40% 或 LVEF 在 40%～45% 之间且相对基线下降≥10%,暂停治疗,3 周内重复评估 LVEF,若 LVEF 未改善或出现进一步下降,应终止治疗。早期乳腺癌患者 LVEF 在 45%～49% 之间或晚期乳腺癌患者 LVEF 在 40%～45% 之间,且相对基线下降<10%,继续治疗,3 周内重复评估 LVEF;早期乳腺癌患者 LVEF≥50%,晚期乳腺癌患者 LVEF>45%,继续恩美曲妥珠单抗的治疗。

（8）心力衰竭:症状性充血性心力衰竭(CHF),3～4 级左心室收缩功能障碍(LVSD)或 3～4 级心力衰竭或 2 级心力衰竭伴有 LVEF<45%,终止恩美曲妥珠单抗的治疗。

（9）周围神经病 3～4 级时,暂停治疗,直至缓解至≤2 级。

（10）肺毒性:间质性肺病(ILD)或非感染性肺炎,永久终止恩美曲妥珠单抗的治疗。

（11）放疗相关肺部炎症 2 级经治疗后未得到缓解时以及 3～4 级时,终止恩美曲妥珠单抗的治疗。

（三）不良反应

最常见的药物不良反应:出血、发热、血小板减少症、贫血、中性粒细胞减少、呼吸困难、腹痛、疲乏、骨骼肌肉疼痛、头痛、恶心、呕吐、氨基转移酶升高、周围神经病以及低钾血症。报告的多数药物不良反应的严重程度为 1 级或 2 级。

不良事件≥3 级发生率（>2%）包括血小板减少症、氨基转移酶升高、贫血、中性粒细胞减少、疲乏和低钾血症。

（四）药物相互作用

尚未在患者中正式开展恩美曲妥珠单抗的药物与药物之间相互作用研究。人肝微粒体体外代谢研究表明，恩美曲妥珠单抗的细胞毒性成分 DM1 主要经 CYP3A4 代谢，少量经 CYP3A5 代谢。应避免强效 CYP3A4 抑制剂（如伊曲康唑、克拉霉素、阿扎那韦、茚地那韦、奈法唑酮、奈非那韦、利托那韦、沙奎那韦、替利霉素及伏立康唑）与本品的伴随使用，因 DM1 暴露量和毒性可能会增加。如果必须伴随使用强效 CYP3A4 抑制剂，则应考虑推迟恩美曲妥珠单抗的治疗，直到强效 CYP3A4 抑制剂从血液循环中清除（大约为抑制剂的 3 个消除半衰期）。如果与强效 CYP3A4 抑制剂合用且无法推迟恩美曲妥珠单抗的治疗时，应对患者进行密切监测，观察可能出现的不良反应。

（五）用药注意事项

1. 应密切观察患者输注恩美曲妥珠单抗的过程中是否发生超敏反应，尤其在首次输注期间。

2. 2～8℃避光贮存。如果超出包装上显示的有效期，不得使用。

复溶溶液的有效期：使用无菌注射用水复溶的本品应在复溶后立即使用。如果未立即使用，复溶后药液可在 2～8℃下贮藏最长 24 小时，此后必须丢弃。请勿冷冻复溶溶液。

3. 关注用药期间的不良反应，及时处理不良反应，并依据不良反应等级进行用药剂量调整和停药。

伊尼妥单抗（inetetamab）

（一）剂型、规格

注射用粉针剂 50mg/支。

（二）剂量和用法

1. 用法用量 本品通过静脉输注给药,首次静脉滴注 90 分钟以上,如果在首次滴注时患者耐受性良好,后续滴注可改为 30 分钟。

（1）每周治疗方案:初始负荷剂量为 4mg/kg,维持剂量为每周 2mg/kg。

（2）3 周治疗方案:初始负荷剂量为 8mg/kg,维持剂量为每 3 周 6mg/kg。

（3）疗程:转移性乳腺癌患者使用伊尼妥单抗治疗至疾病进展。

2. 配制注意事项 本品不含任何防腐剂,药液配制和静脉输液过程应遵守无菌操作原则。每支伊尼妥单抗加入 2.5ml 灭菌注射用水,轻轻旋转溶解;根据患者体重计算给药剂量后抽取所需体积的溶液,缓慢注入 250ml 0.9% 氯化钠注射液（不可使用 5% 葡萄糖注射液）,轻轻翻转混匀,供静脉滴注。严禁剧烈振摇,配制成的溶液为无色至微黄色透明溶液。药品溶解后的药液应马上使用。溶液滴注前应目测有无颗粒产生和 / 或变色。

3. 剂量调整

（1）输液相关反应:发生轻度至中度输液相关反应时可降低输液速度;发生呼吸困难或者临床显著的低血压时应中断输注;发生严重和危及生命的输液相关反应的患者应永久停止使用伊尼妥单抗。

（2）心脏毒性:伊尼妥单抗开始治疗前和治疗期间应进行 LVEF 的检测。LVEF 较治疗前绝对数值下降

>10% 且 LVEF 绝对数值下降至 50% 以下时,应暂停伊尼妥单抗治疗至少 3 周,3 周内 LVEF 回升至 ≥50% 或较治疗前绝对数值下降 ≤10%,可恢复使用伊尼妥单抗;若 LVEF 无改善或进一步下降,或出现有临床意义的充血性心力衰竭,应停止伊尼妥单抗的治疗。

(三)不良反应

伊尼妥单抗联合长春瑞滨用于转移性乳腺癌治疗中最常见的不良反应包括中性粒细胞减少、白细胞减少、贫血、发热、寒战、恶心、呕吐和氨基转移酶升高。与长春瑞滨单药组相比,伊尼妥单抗联合长春瑞滨治疗组发生率较高的不良反应包括发热、寒战、贫血和氨基转移酶升高,大部分均为 1～2 级;发生率较高的 3～4 级不良反应为中性粒细胞减少和白细胞减少。

(四)药物相互作用

尚未在人体中进行过本品的药物相互作用研究。

(五)用药注意事项

1. 本品应置于 2～8℃,避光干燥保存和运输。

2. 输液相关反应 本品为蛋白类制品,使用过程中可能发生输液相关反应。中断静脉滴注有助于控制输液相关反应,症状减轻后可恢复滴注给药。发生呼吸困难或临床严重低血压的患者停止输注伊尼妥单抗。同时给予相应药物治疗,治疗药物包括肾上腺素、糖皮质激素、苯海拉明、支气管扩张剂和氧气等。应密切监护和评估患者,直至症状与体征完全缓解。发生严重输液相关反应的患者应考虑永久停药。

德曲妥珠单抗(trastuzumab deruxtecan)

(一)剂型、规格

注射用粉针剂 100mg。

（二）剂量和用法

1. 用法用量　德曲妥珠单抗（T-DXd）推荐剂量为 5.4mg/kg，每 3 周 1 次（21 天为 1 个周期）静脉滴注，直至疾病进展或出现不可耐受的毒性。首次静脉输注大于 90 分钟，如果耐受性良好，后续输注大于 30 分钟。患者在用药过程中出现输液相关反应，应减慢 T-DXd 的输注速率或中断给药。出现严重输液相关反应时，应永久停用 T-DXd。发生不良反应时可能需要暂时中断给药、降低剂量或终止治疗。

2. 配制注意事项　每瓶 T-DXd 用无菌注射器缓慢注入 5ml 无菌注射用水，旋动小瓶使之充分溶解，不可摇晃，最终浓度为 20mg/ml。配制成的溶液为无色至淡黄色的透明液体。溶液注射前应观察有无颗粒和变色。所需的溶液量从小瓶中吸出后加入 100ml 5% 的葡萄糖液，不可使用 0.9% 氯化钠。输液袋轻轻翻转混匀，不可摇晃。输液袋可使用聚氯乙烯、聚乙烯或者聚丙烯材质，输液时避光。如果没有立即使用，最多可室温下保存 4 小时（包括配制和输液时间），2～8℃冰箱中保存 24 小时，不可冰冻。从冰箱中取出后，应先回温至室温再给药。

3. 剂量调整　因不良反应降低剂量，后续治疗不再重新增加 T-DXd 的剂量，T-DXd 第一次剂量减量至 4.4mg/kg，第二次降低剂量至 3.2mg/kg，若需要进一步降低剂量，则应当终止治疗。

（1）无症状间质性肺病 / 肺炎 1 级时，暂停 T-DXd 治疗，直至恢复至 0 级后，开始 T-DXd 的治疗。若 28 天内恢复，原剂量治疗，若超过 28 天恢复至 0 级，恢复用药时降低一个剂量水平；出现≥2 级的间质性肺病 / 肺炎，永久停用 T-DXd。

（2）出现 3 级中性粒细胞减少，暂停 T-DXd 的治疗,直至恢复≤2级后,原剂量水平恢复治疗,出现4级中性粒细胞减少,暂停T-DXd的治疗,直至恢复≤2级后,恢复用药时降低一个剂量水平。

(3)粒细胞缺乏引起的发热:患者中性粒细胞计数<1.0×10^9/L,且体温高于38.3℃或持续温度大于38℃1小时以上,暂停T-DXd治疗,直到体温正常,恢复用药时降低一个剂量水平。

(4)出现3级血小板下降时,暂停T-DXd的治疗,直至恢复≤1级后开始用药;出现4级血小板下降时,暂停T-DXd的治疗,直至恢复≤1级后,恢复用药时降低一个剂量水平。

(5)贫血1级和2级时,继续T-DXd的治疗,出现3级贫血时,暂停T-DXd的治疗,直至恢复≤2级后开始用药;出现4级贫血时,暂停T-DXd的治疗,直至恢复≤2级后,恢复用药时降低一个剂量水平。

(6)出现4级淋巴细胞减少时,暂停T-DXd的治疗,直至恢复≤2级后开始用药,如果≤14天内缓解,原剂量用药,如果>14天内缓解,恢复用药时降低一个剂量水平用药。

(7)左心室功能障碍:当LVEF>45%,且LVEF较基线绝对值下降10%~20%,继续T-DXd的治疗;当LVEF在40%~45%,且LVEF较基线绝对值下降<10%,继续T-DXd的治疗,3周内重复评估LVEF;当LVEF在40%~45%,且LVEF较基线绝对值下降10%~20%,暂停T-DXd的治疗,3周内重复评估LVEF,如果LVEF未改善或出现进一步下降,停用T-DXd,如果LVEF恢复至基线值<10%,恢复用药;当LVEF<40%,或LVEF相对于基线下降>20%,暂停T-DXd的治疗,3周内重复评估LVEF,若LVEF未改善或出现进一步下降,停止T-DXd的治疗;当出现症状性充血性心力衰竭时,应永久终止 T-DXd 的治疗。

（8）出现 3 级恶心时,暂停 T-DXd 的治疗,直至恢复≤1 级后开始用药,如果在发作日起≤7 天内缓解,原剂量用药,如果在发作日起>7 天内缓解,恢复用药时降低一个剂量水平。

（9）输液相关反应剂量调整:如果在给药期间出现 1 级输液相关反应,则将输注速率降低 50%;密切监测患者;如果出现 2 级输液相关反应,应中断 T-DXd 的给药并开始对症治疗(包括抗组胺药、NSAID、麻醉药和 / 或静脉输液),待症状缓解或改善至 1 级,可将输注速率降低 50% 重新开始输注,后续给药应以降低后的速率进行;如果出现 3 级或 4 级输液相关反应,应立即停止 T-DXd 的治疗,并给予抗组胺药、类固醇激素、肾上腺素、支气管扩张剂、血管升压类药物、静脉输液疗法、吸氧等。患者永久终止 T-DXd 的治疗。

（三）不良反应

常见的不良反应≥20%,①血液学毒性:白细胞计数降低、血红蛋白降低、中性粒细胞计数降低、血小板计数下降、贫血;②消化道反应:恶心、呕吐、腹泻、便秘、谷草转氨酶升高、谷丙转氨酶升高;③其他:食欲下降、疲劳、脱发、低钾血症和咳嗽。

特别关注的不良反应:①非感染性肺炎 / 间质性肺疾病(ILD);②左心室功能障碍;③中性粒细胞减少。

（四）药物相互作用

与强 CYP3A 抑制剂(如伊曲康唑)或与强 CYP3A 诱导剂(如利托那韦)共用时,T-DXd 的 AUC 变化影响均无临床意义。

体外研究中,T-DXd 是 OATP1B1、OATP1B3、MATE2-K、P-gp、MRP1 和 BCRP 的底物,不是 CYP1A2、CYP2B6、CYP2C8、CYP2C9、CYP2C19、CYP2D6 和 CYP3A 的抑制

剂,也不是 CYP1A2、CYP2B6 和 CYP3A 的诱导剂。

(五)用药注意事项

1. 本品应置于 2～8℃,避光干燥保存和运输。

2. 关注用药期间的不良反应,及时处理不良反应,并依据不良反应等级进行用药剂量调整和停药。

3. 妊娠期妇女应避免使用 T-DXd。使用期间和之后 7 个月,应使用有效的避孕措施。

帕博利珠单抗(pembrolizumab)

(一)剂型、规格

注射液:100mg/4ml。

(二)剂量和用法

1. 用法用量　本品须在有肿瘤治疗经验医生的指导下用药。帕博利珠单抗必须通过静脉输注 30 分钟以上。帕博利珠单抗不得通过静脉推注或单次快速静脉注射给药。

2. 推荐剂量　帕博利珠单抗用于成人的推荐剂量为:200mg 每 3 周 1 次,或 400mg 每 6 周 1 次。

帕博利珠单抗联合化疗给药时,应首先给予帕博利珠单抗。另请参见化疗药物联合给药的处方信息。患者应使用帕博利珠单抗治疗至疾病进展或发生不可接受的毒性。

3. 溶液制备和输液

(1)请勿摇晃药瓶。

(2)使用前将药瓶恢复至室温(25℃或以下)。

(3)稀释前,药瓶可从冰箱取出(温度在 25℃或以下)最长放置 24 小时。

(4)给药前应目测注射用药是否存在悬浮颗粒和变色的情况。浓缩液是一种无色至轻微乳白色、无色至微黄色溶液。如果观察到可见颗粒,应丢弃药瓶。

（5）抽取所需体积最多 4ml（100mg）浓缩液，转移到含有 9mg/ml（0.9%）氯化钠或 50mg/ml（5%）葡萄糖的静脉输液袋中，制备最终浓度范围为 1～10mg/ml 的稀释液。每个小瓶过量灌装 0.25ml（每个小瓶的总内容物为 4.25ml），以确保能回收 4ml 浓缩液。将稀释液轻轻翻转混匀。

（6）从微生物学的角度，本品一经稀释必须立即使用。不得冷冻。稀释溶液如不能立即使用，在 2～8℃条件下，理化稳定性为 24 小时。该 24 小时包括室温下（25℃或以下）最长保存 6 小时。冷藏后，药瓶和 / 或静脉输液袋必须在使用前恢复至室温。使用内置或外加一个无菌、无致热原、低蛋白结合的 0.2～5μm 过滤器的输液管线进行静脉输注，输液时间应大于 30 分钟。请勿使用同一输液管与其他药物同时给药。

（7）帕博利珠单抗仅供一次性使用。必须丢弃药瓶中剩余的任何未使用药物。应根据当地要求对任何未使用的医药产品或废物进行处置。

（8）配伍禁忌：在没有进行配伍性研究的情况下，本品不得与其他医药产品混合。本品不应与其他医药产品经相同的静脉通道合并输注。

（三）剂量调整

1. 根据个体患者的安全性和耐受性，可能需要暂停给药或停药。不建议增加或减少剂量。有关永久停药或暂停给药的指南，请见表 2-1 所述。

既往出现过免疫相关性心肌炎的患者重新开始帕博利珠单抗治疗的安全性尚不明确，建议发生 3 级或 4 级免疫相关心肌炎的患者永久停止帕博利珠单抗治疗。除非表 2-1 中另有规定，帕博利珠单抗作为单药或联合治疗使用时，对于 4 级或复发性 3 级的免疫相关不良反应，应永久停药。

表 2-1　推荐的帕博利珠单抗治疗调整方案

免疫相关不良反应	严重程度	治疗调整
肺炎	2 级	暂停使用,直至不良反应恢复至 0～1 级*
	3 级或 4 级,或复发性 2 级	永久停药
结肠炎	2 级或 3 级	暂停使用,直至不良反应恢复至 0～1 级*
	4 级或复发性 3 级	永久停药
肾炎	2 级,肌酐>正常上限(ULN)的 1.5 倍且≤3 倍	暂停使用,直至不良反应恢复至 0～1 级*
	≥3 级,肌酐>ULN 的 3 倍	永久停药
内分泌疾病	2 级肾上腺功能不全和垂体炎	暂停使用,直至不良反应恢复至 0～1 级*
	3 级或 4 级肾上腺功能不全和有症状的垂体炎 1 型糖尿病伴高血糖≥3 级(血糖>250mg/dl 或>13.9mmol/L)或相关的酮症酸中毒 甲状腺功能亢进≥3 级	对于 3 级或 4 级内分泌疾病患者已改善至 2 级或更低,并且有临床症状的可通过激素替代进行控制,可考虑在逐渐降低皮质类固醇剂量后(如果需要)继续使用帕博利珠单抗治疗。否则治疗应该停止
	甲状腺功能减退	甲状腺功能减退可以用替代疗法进行管理而无须中断治疗

续表

免疫相关不良反应	严重程度	治疗调整
肝炎	2 级,GOT 或 GPT>ULN 的 3～5 倍,或总胆红素>ULN 的 1.5～3 倍	暂停使用,直至不良反应恢复至 0～1 级[*]
	≥3 级,GOT 或 GPT>ULN 的 5 倍,或总胆红素>ULN 的 3 倍	永久停药
	对于开始治疗时 2 级 GOT 或 GPT 升高的肝转移患者,GOT 或 GPT 较基线升高≥50%且持续≥1 周	永久停药
皮肤反应	3 级或疑似史-约综合征 (Stevens-Johnson 综合征, SJS)或中毒性表皮坏死松解症(TEN)	暂停使用,直至不良反应恢复至 0～1 级[*]
	4 级或确认 SJS 或 TEN	永久停药
其他免疫相关不良反应	根据反应的严重程度和类型(2 级或 3 级)	暂停使用,直至不良反应恢复至 0～1 级[*]
	3 级或 4 级心肌炎,3 级或 4 级脑炎,3 级或 4 级急性炎症性脱髓鞘性多发性神经病	永久停药
	4 级或复发性 3 级	永久停药
输液相关反应	3 级或 4 级	永久停药

注:毒性等级依据国家癌症研究所不良事件通用术语标准 4.0 版 (NCI-CTCAE v.4)。[*]如果在给予最后一剂帕博利珠单抗后 12 周内治疗相关毒性未恢复到 0～1 级,或在 12 周内皮质类固醇剂量不能降至每天≤10mg 泼尼松或等效药物,则帕博利珠单抗应永久停药。

2. 特殊人群　儿童人群:帕博利珠单抗在儿童人群(<18 岁)中的安全性和有效性尚不明确。无相关数据。老年人群:老年(≥65 岁)与年轻(<65 岁)患者在安全性或有效性上未出现总体的差异。无须在这一人群中进行剂量调整。肾功能不全:轻度或中度肾功能不全患者无须剂量调整。帕博利珠单抗尚未在重度肾功能不全患者中进行研究(参见药物说明书【注意事项】和【药代动力学】)。肝功能不全:轻度肝功能受损患者无须剂量调整。帕博利珠单抗尚未在中度或重度肝功能不全患者中进行研究(参见药物说明书【注意事项】和【药代动力学】)。

(四)不良反应

最常见的帕博利珠单抗不良反应是:疲劳(32%)、恶心(21%)和腹泻(21%)。单药治疗所报告的大多数不良反应的严重程度为 1 级或 2 级。已知的单独使用帕博利珠单抗或化学疗法发生的不良反应可能在这些药物联合治疗期间发生,即使这些反应未在联合治疗的临床试验中报道。

(五)相互作用

帕博利珠单抗尚未进行正式的药代动力学药物相互作用研究。由于帕博利珠单抗通过分解代谢从血液循环中清除,预计不会发生代谢性药物 - 药物相互作用。

在使用本品之前应避免使用全身性皮质类固醇或免疫抑制剂,因为这些药物可能会影响本品的药效学活性及疗效。但在本品开始给药后,可使用全身性皮质类固醇或其他免疫制剂治疗免疫介导性不良反应。

当帕博利珠单抗与化疗联合用药时,皮质类固醇也可以作为治疗前用药来预防止吐和 / 或缓解化疗相关不良反应。

（六）用药注意事项

1. 免疫相关不良反应　接受帕博利珠单抗治疗的患者中发生过免疫相关不良反应，包括重度和死亡病例。帕博利珠单抗治疗期间发生的大多数免疫相关不良反应是可逆的，并且可通过中断帕博利珠单抗、皮质类固醇治疗和／或支持治疗来处理。帕博利珠单抗末次给药后也会发生免疫相关不良反应。免疫相关不良反应可同时发生在多个器官系统。对于疑似免疫相关不良反应，应进行充分的评估以确定病因或排除其他病因。根据不良反应的严重程度，应暂时停用帕博利珠单抗，并应用皮质类固醇治疗。当免疫相关不良反应改善至≤1级时，需至少一个月的时间逐步减少皮质类固醇的用量直至停药。基于有限的临床研究数据，发生皮质类固醇无法控制的免疫相关不良反应时可以考虑使用其他全身性免疫抑制剂。如果不良反应恢复到≤1级，且皮质类固醇剂量已降至每天≤10mg泼尼松或等效剂量，则可在最后一次帕博利珠单抗给药后12周内重新开始帕博利珠单抗治疗。除了可用激素替代疗法控制的内分泌疾病外，对于任何复发性3级免疫相关不良反应以及任何4级免疫相关不良反应，应永久停用帕博利珠单抗。

2. 其他免疫相关不良反应　在临床试验或上市后使用中报告了以下其他有临床意义的免疫相关不良反应：葡萄膜炎、关节炎、肌炎、心肌炎、胰腺炎、吉兰-巴雷（Guillain-Barré）综合征、肌无力综合征、溶血性贫血、结节病、脑炎、脊髓炎和血管炎。

3. 输液相关反应　在接受帕博利珠单抗治疗的患者中有重度的输液相关反应报告，包括超敏和过敏反应。对于3级或4级输液相关反应，必须停止输液并永久停用帕博利珠单抗。对于1级或2级输液相关反应的患者在密切监测下可继续接受帕博利珠单抗治疗;可考虑用解热镇痛类抗炎药和抗组胺药预防。

4. 对驾驶和操作机器能力的影响　帕博利珠单抗对驾驶和操作机器的能力有轻微影响。有帕博利珠单抗给药后出现眩晕和疲劳的报告。

阿替利珠单抗(atezolizumab)

(一)制剂与规格

注射液　840mg/14ml(60mg/ml);1 200mg/20ml(60mg/ml)。

(二)剂量和用法

1. 本品首次静脉输注时间需至少持续 60 分钟。如果首次输注患者耐受性良好,则随后的输注时间可适当缩短,但至少持续 30 分钟。

(1)给药方案:首先静脉输注阿替利珠单抗,推荐剂量为 840mg,继之以静脉输注 $100mg/m^2$ 白蛋白结合型紫杉醇。该方案每 3 周给药一次。

(2)疗程:第 1 天和第 15 天静脉输注阿替利珠单抗,第 1 天、第 8 天和第 15 天静脉输注白蛋白结合型紫杉醇,每 28 天一周期,直至疾病进展或出现无法控制的毒性。

2. 配制注意事项

(1)稀释:使用无菌针头和注射器配制阿替利珠单抗。从药瓶中抽出所需体积的本品浓缩液,并使用 0.9% 氯化钠溶液稀释到需要的给药体积。只能使用 0.9% 氯化钠注射液进行稀释。

(2)配伍禁忌:未观察到阿替利珠单抗与聚氯乙烯/聚烯烃/聚乙烯/聚丙烯输液袋的药品接触表面之间存在不相容性。另外,对于由聚醚砜或聚砜组成的在线过滤膜,以及由聚氯乙烯、聚乙烯、聚丁二烯或聚醚氨酯组成的输液装置和其他输液辅助器,未观察到与阿替利珠单抗的不相容性。

(3)贮藏:输注溶液可在 2～8℃（36～46℉）下贮藏 24 小时。上述时间包括贮藏和输注给药时间。如果输注溶液贮藏在 2～8℃（36～46℉）下,给药前应从冰箱中取出,使其达到室温。不得振摇或冷冻装有给药溶液的输液袋。

3. 剂量调整

(1)不建议减少本品的剂量,阿替利珠单抗剂量调整建议见表 2-2。

表 2-2 阿替利珠单抗剂量调整建议

不良反应	严重程度	治疗调整
肺炎	2 级	暂停给药[1]
	3 级或 4 级	永久停药
肝炎	2 级（GPT 或 GOT>3～5 倍 ULN 或总胆红素>1.5～3 倍 ULN）	暂停给药[1]
	3 级或 4 级（GPT 或 GOT>5 倍 ULN 或总胆红素>3 倍 ULN）	永久停药
结肠炎	2 级或 3 级腹泻或结肠炎	暂停给药[1]
	4 级腹泻或结肠炎	永久停药
甲状腺功能减退	症状性	暂停给药[2] 开始甲状腺激素替代疗法
肾上腺功能不全	症状性	暂停给药[1]
垂体炎	2 级或 3 级	暂停给药[1]
	4 级	永久停药
1 型糖尿病	≥3 级高血糖（空腹血糖>250mg/dl 或 13.9mmol/L）	暂停给药[2] 开始胰岛素治疗

续表

不良反应	严重程度	治疗调整
输液相关反应	1级或2级	降低输注速率或暂停治疗,在后续给药时,可考虑使用解热药和抗组胺药进行预防治疗
	3级或4级	永久停药
脑膜炎、脑炎、肌无力综合征/重症肌无力、吉兰-巴雷综合征	所有级别	永久停药
胰腺炎	3级或4级血清淀粉酶或脂肪酶水平增加(>2倍ULN)或2级或3级胰腺炎	暂停给药[1]
	4级或任何级别复发性胰腺炎	永久停药
心肌炎	2级	暂停给药[1]
	3级或4级	永久停药
肾炎	2级肌酐升高	暂停给药[1]
	3级或4级肌酐升高	永久停药
肌炎	2级或3级	暂停给药[1]
	4级或复发性3级肌炎	永久停药
其他免疫相关不良反应	2级或3级	暂停给药[1]
	4级或复发性3级	永久停药

注:[1]应开始皮质类固醇治疗[1~2mg/(kg·d)泼尼松或等效剂量]。如果事件在12周内完全或部分痊愈(0~1级),而且皮质类固醇剂量减至≤10mg/d口服泼尼松或等效剂量,则可重新开始阿替利珠单抗治疗。[2]当症状得到控制且患者达到临床稳定状态时,可重新开始阿替利珠单抗治疗。

（2）特殊人群剂量

1）儿童用药：尚未确立本品在 18 岁以下儿童和青少年患者中的安全性和有效性。

2）老年人用药：年龄≥65 岁患者无须调整剂量。

3）肾功能损害：肾功能损害患者无须调整剂量。

4）肝功能损害：轻度或中度肝功能损害患者无须调整剂量。

（三）不良反应

1. 免疫相关肝炎　在阿替利珠单抗的临床研究中观察到肝炎病例，其中有死亡病例。确定的大多数肝脏事件是氨基转移酶的非严重升高。在阿替利珠单抗治疗期间和中止治疗后，监测患者的肝炎体征和症状，发生 2 级（GPT 或 GOT>3～5 倍 ULN 或总胆红素>1.5～3 倍 ULN）暂停给药。发生 3 级或 4 级（GPT 或 GOT>5 倍 ULN 或总胆红素>3 倍 ULN）永久停药。

2. 免疫相关肺炎　阿替利珠单抗可引起免疫介导的非感染性肺炎或间质性肺病，定义为需要使用全身性皮质类固醇，包括致死性病例。需监测患者是否出现肺炎的体征和症状。通过放射学成像评价疑似非感染性肺炎患者，需给予皮质类固醇、泼尼松 1～2mg/（kg·d）或等效剂量，2 级需暂停给药，3 级或 4 级需永久停药。

3. 免疫相关结肠炎　阿替利珠单抗可引起免疫介导的结肠炎或腹泻。需监测患者是否出现腹泻或结肠炎的体征和症状。如果症状持续超过 5 天或复发，给予皮质类固醇、泼尼松 1～2mg/（kg·d）或等效剂量，2 级或 3 级腹泻或结肠炎，暂停给药，4 级腹泻或结肠炎，永久停药。

4. 免疫相关内分泌疾病　阿替利珠单抗可引起免疫介导的内分泌病，包括甲状腺疾病、肾上腺功能不全和 1 型糖尿病,包括糖尿病酮症酸中毒和垂体炎 / 垂体功能减退。应根据临床实际情况监测患者的内分泌疾病临床体征和症状。

甲状腺疾病:甲状腺功能异常的无症状患者可以接受阿替利珠单抗治疗。对于症状性甲状腺功能减退,应暂停使用阿替利珠单抗,并根据需要开始甲状腺激素替代性治疗。对于有症状的甲状腺功能亢进,应暂停使用阿替利珠单抗,并根据需要使用抗甲状腺药物。当症状得到控制并且甲状腺功能改善时,可以恢复使用阿替利珠单抗治疗。

肾上腺功能不全:监测患者肾上腺功能不全的临床体征和症状。对于症状性肾上腺功能不全,应暂停使用阿替利珠单抗,并开始静脉注射皮质类固醇 [1～2mg/(kg·d) 的甲泼尼龙或等效剂量] 进行治疗。

垂体炎:对于 2 级或 3 级垂体炎,应暂停使用阿替利珠单抗,并应开始静脉注射皮质类固醇 [1～2mg/(kg·d) 甲泼尼龙或等效剂量] 进行治疗,并根据需要使用激素替代性治疗。对于 4 级垂体炎,应永久停用阿替利珠单抗治疗。

1 型糖尿病:监测患者的高血糖或其他糖尿病体征和症状,1 型糖尿病应使用胰岛素治疗。对于 3 级或以上高血糖症(空腹血糖>250mg/dl 或 13.9mmol/L),应暂停使用阿替利珠单抗。如果通过胰岛素替代治疗使病情得到控制,可以恢复阿替利珠单抗治疗。

5. 其他免疫相关不良反应 阿替利珠单抗可引起重度和致死性免疫介导的不良反应。免疫介导的不良反应可能会涉及任何器官系统。免疫介导的不良反应通常在阿替利珠单抗治疗期间表现出来,但也可能发生在阿替利珠单抗停药后。

对于疑似 2 级免疫相关不良反应,排除其他原因并根据临床指征给予皮质类固醇治疗。对于重度（3级或4级）不良反应,给予皮质类固醇,泼尼松1～2mg/(kg·d)或等效剂量,然后逐渐减量。根据不良反应的严重程度,中断或永久停药。

报告过以下有临床意义的免疫相关不良反应包括:免疫相关心肌炎、免疫相关肌炎、免疫相关肾炎、免疫相关胰腺炎、免疫相关神经病变、免疫相关脑膜脑炎、全身性炎症反应综合征、组织细胞坏死性淋巴结炎、自身免疫性溶血性贫血、免疫性血小板减少性紫癜、面部和展神经麻痹、Vogt-Koyanagi-Harada综合征、葡萄膜炎、虹膜炎和血管炎等。

（四）相互作用

未对阿替利珠单抗开展正式的药代动力学药物相互作用的研究。由于阿替利珠单抗通过分解代谢从循环中清除,预计不会发生代谢性药物 - 药物相互作用。

（五）用药注意事项

1. 阿替利珠单抗联合白蛋白结合型紫杉醇用于治疗肿瘤表达 PD-L1≥1% 的不可切除的局部晚期或转移性三阴性乳腺癌（mTNBC）患者,使用 VENTANA PD-L1（SP142）Assay 对肿瘤标本 PD-L1 表达进行评估,PD-L1 阳性定义为任何强度 PD-L1 染色的免疫细胞（IC）在肿瘤区域内所占面积的百分比大于等于 1%。

2. 本药适应证基于 IMpassion130 研究的结果获得美国 FDA 加速批准,适应证的完全批准取决于上市后 IMpassion131 的研究结果,而该研究结果显示阿替利珠单抗联合紫杉醇对比安慰剂联合紫杉醇在治疗 PD-L1 阳性 mTNBC 患者中未达到主要终点 PFS。基于 KEYNOTE-522 的研究结果,帕博利珠单抗联合化疗得到完全批准,mTNBC 治疗格局发生变化,阿替利珠单抗联合白蛋白结合型紫杉醇的适应证不再满足加速批准项目的要求。因此 FDA 决定撤回阿替利珠单抗用于治疗不可切除的局部晚期或转移性三阴性乳腺癌的适应证。该适应证的撤回只影响美国 mTNBC 适应证,不影响阿替利珠单抗在美国和美国以外地区(包括 mTNBC)的其他获批适应证。

3. 输液相关反应 阿替利珠单抗可引起重度或危及生命的输液相关反应。需密切监测输液相关反应的体征和症状。出现 1 级或 2 级输液相关反应的患者应降低输液速度或中断治疗。出现 3 级或 4 级输液相关反应的患者应永久停用阿替利珠单抗。在密切监测的情况下,出现 1 级或 2 级输液相关反应的患者可以继续接受阿替利珠单抗治疗;可考虑用解热药和抗组胺药预防。

4. 胚胎毒性 基于作用机制,阿替利珠单抗的使用可能对胎儿造成伤害。使用阿替利珠单抗前应告知孕妇对胎儿的潜在风险。

(六)特殊用药说明

1. 阿替利珠单抗治疗转移性三阴性乳腺癌用药说明

(1)基于 IMpassion130 研究结果,阿替利珠单抗联合蛋白结合紫杉醇治疗肿瘤表达 PD-L1(PD-L1 染色的肿瘤浸润免疫细胞≥1%)的不能切除的局部晚期或 mTNBC 的成年患者。基于 IMpassion131 研究未获得预期结果 FDA 未批准阿替利珠单抗联合紫杉醇在乳腺癌患者中的使用。FDA 向卫生保健专业人员、肿瘤学临床研究者和患者发出警示,阿替利珠单抗联合紫杉醇方案不适用于治疗 mTNBC 患者。

IMpassion130 研究是一项随机、双盲、双组、Ⅲ期研究,目的是评估阿替利珠单抗联合白蛋白结合型紫杉醇治疗(atezo+nab-P)相比安慰剂联合白蛋白结合型紫杉醇治疗(pl+nab-P)在既往未接受过全身治疗的局部晚期或 mTNBC 患者中的疗效和安全性。在第一次中期 OS 分析/最终 PFS 分析时,在意向性治疗(ITT)人群(中位 PFS 分别为 5.5 个月和 7.2 个月,HR=0.80;95% CI:0.69~0.92;P=0.002 5)和 PD-L1 阳性患者人群(中位 PFS 分别为 5.0 个月和 7.5 个月;HR=0.62;95% CI:0.49~0.78;P<0.000 1)中观察到 atezo+nab-P 治疗组相比 pl+nab-P 治疗组的 PFS 获益具有统计学显著性,并且 PD-L1 阳性人群中的 PFS 获益还具有临床意义。ITT 人群的 OS 数据并未超过中期统计学显著性界限,但在 PD-L1 阳性人群中却表现出具有临床意义的改善。最终 OS 分析,ITT 人群的中位 OS atezo+nab-P 治疗组为 21.0 个月(95% CI,19.0~23.4 个月),pl+nab-P 治疗组为 18.7 个月(95% CI,16.9~20.8 个月)。PD-L1 IC 阳性人群的探索性分析显示,atezo+nab-P 治疗组的中位 OS 为 25.4 个月(95% CI,19.6~30.7 个月),pl+nab-P 治疗组的中位 OS 为 17.9 个月(95% CI,13.6~20.3 个月)。阿替利珠单抗+白蛋白结合型紫杉醇作为一线疗法相比安慰剂+白蛋白结合型紫杉醇可使 PD-L1 阳性的晚期三阴性乳腺癌患者 OS 延长 7.5 个月,死亡风险降低 33%,不良事件相似可控,具有良好的风险获益比。

IMpassion131 是全球、随机、双盲、安慰剂对照Ⅲ期临床试验。主要研究终点是研究者评估的 PFS,次要研究终点是 OS 和客观缓解率(ORR)。共纳入 651 例先前未接受过化疗且无法手术的局部晚期或 mTNBC 患者。按照 2:1 的比例随机分为两组,实验组予以阿替利珠单抗联合紫杉醇治疗,对照组予以安慰剂联合紫杉醇治疗。PD-L1 表达采用 SP142 进行检测

（IC≥1%）。截至 2019 年 11 月 15 日，进行首次 PFS 分析。PD-L1 阳性人群中，阿替利珠单抗的加入并不能改善患者的 PFS，两组的中位 PFS 分别为 6.0 个月和 5.7 个月（HR=0.82，95% CI 0.60～1.12；P=0.20）。 在 ITT 人群中，两组的中位 PFS 分别为 5.7 个月和 5.6 个月（HR=0.86，95% CI 0.70～1.05）。2020 年 9 月 4 日最终 OS 分析，PD-L1 阳性人群中，两组的中位 OS 分别为 22.1 个月和 28.3 个月（HR=01.11，95% CI 0.76～1.64）。在 ITT 人群中，两组的中位 OS 分别为 19.2 个月和 22.8 个月（HR=1.12，95% CI 0.88～1.43）。无论是在 PD-L1 阳性人群还是在总人群中，阿替利珠单抗联合紫杉醇对比紫杉醇单药并不能改善不可切除、局部晚期或 mTNBC 患者的 PFS 或 OS。

（2）基于 KATE2 研究结果提示，对经治 HER2 阳性晚期乳腺癌中较高的免疫原性患者应用 T-DM1+ 阿替利珠单抗的疗效可能会更优。

KATE2 研究是一项在既往接受过曲妥珠单抗和紫杉类药物单药或联合治疗的和 / 或在完成辅助治疗后 6 个月内进展的 HER2 阳性局部晚期或转移性乳腺癌患者中比较恩美曲妥珠单抗 + 阿替利珠单抗与恩美曲妥珠单抗 + 安慰剂的疗效和安全性的随机、多中心、双盲、安慰剂对照Ⅱ期临床研究。主要研究终点是研究者评估的 ITT 人群的 PFS 和安全性，次要研究终点是 OS 和客观反应率等。该研究最终入组 202 例患者，其中 T-DM1 联合阿替利珠单抗治疗组 133 例，对照组为 69 例。两组中位随访时间分别为 8.5 个月和 8.4 个月，结果显示 T-DM1+ 阿替利珠单抗组和对照组的 PFS 分别为 8.2 个月和 6.8 个月（HR=0.82，95% CI 0.55～1.23，P=0.33）。PD-L1 阳性者，T-DM1+ 阿替利珠单抗治疗的中位 PFS 为 8.5 个月，对照组为 4.1 个月

（*HR*=0.60,95% CI 0.32～1.11,*P*=0.099）。在 PD-L1 阴性亚组,T-DM1+阿替利珠单抗组和对照组分别有 41 个和 21 个 PFS 事件,中位 PFS 分别为 6.8 个月和 8.2 个月（*HR*=1.02,95% CI 0.60～1.74）。KATE2 研究中 PD-L1 高表达者显示出更高的 PFS 改善以及更低的疾病进展的风险,提示较高的免疫原性患者应用 T-DM1+阿替利珠单抗的疗效可能会更优。KATE2 研究样本量较小,有必要在Ⅲ期临床试验中能够进一步研究 HER2 靶向药物联合阿替利珠单抗的疗效并进行相关亚组的大样本分析。

2. 阿替利珠单抗治疗早期三阴性乳腺癌的用药说明基于 IMpassion031 研究结果显示阿替利珠单抗联合化疗的新辅助治疗方案能给早期 TNBC 患者带来有临床意义的 pCR 获益,不论 PD-L1 的表达状态如何。

IMpassion031 研究评估阿替利珠单抗联合白蛋白结合型紫杉醇序贯多柔比星＋环磷酰胺新辅助治疗 TNBC 的疗效和安全性。共入组 333 例患者,随机分配到试验组（165 例）和对照组（168 例）,主要终点为 ITT 人群和 PD-L1 阳性患者的 pCR。次要终点为 EFS 和安全性。研究结果显示阿替利珠单抗联合化疗组 pCR 58%（95% CI 50～65）,安慰剂加化疗组 pCR 41%（95% CI 34～49）。阿替利珠单抗联合化疗组 pCR 较对照组提高 17%,PD-L1 阳性患者与 ITT 人群 pCR 获益一致（68.8% vs 49.3%,*P*=0.021）;即使是 PD-L1 阴性患者,其 pCR 仍然有获益的趋势（47.7% vs 34.4%）。严重不良事件（serious adverse effect,SAE）发生率分别为 30% 和 18%。常见 SAE 包括发热性中性粒细胞减少、肺炎和发热。阿替利珠单抗联合化疗的新辅助治疗具有可接受的安全性。

戈沙妥珠单抗（sacituzumab govitecan）

（一）剂型、规格

瓶装冻干剂　180mg。

（二）剂量和用法

1. 用法用量　戈沙妥珠单抗的推荐剂量为 10mg/kg，每 21 天为一个治疗周期，在第 1 天和第 8 天静脉输注，持续治疗直至疾病进展或出现不可接受的毒性。本品给药剂量不得超过 10mg/kg。首次输注：输注时间应持续 3 小时以上。在输注过程中和输注结束后至少 30 分钟观察患者是否出现输液相关反应。后续输注：如果之前的输注可耐受，则输注时间可以为 1~2 小时以上。在输注过程中观察患者是否出现输液相关反应，并在输注结束后观察至少 30 分钟。

2. 配制注意事项　本品的目标灌装量为 200mg，标示量 180mg 反映了本品每瓶可抽取的最小装量。使用无菌注射器，向每瓶本品中缓慢注入 20ml 0.9% 氯化钠注射液，得到浓度为 10mg/ml 的溶液。复溶溶液应不含任何可见颗粒物、清澈、淡黄色，如发现复溶溶液成云絮状或颜色异常，请勿使用。配制后应立即输注，如不能立即使用，可在 2~8℃ 保存达 4 小时。冷藏后药物再次使用时，需要在 4 小时内完成给药。不可冰冻或摇晃内容物。

（三）不良反应

1. 常见不良反应

（1）输液相关反应：定义为戈沙妥珠单抗输注过程中和输注后前 6 小时内出现的症状。这些症状包括：发热、寒战、僵直、关节痛、肌痛、荨麻疹、瘙痒、皮疹、发汗、低血压、头晕、晕厥、高血压、呼吸困难、咳嗽和哮鸣以及重度超敏反应（包括速发过敏反应）。给药后 24

小时内,37% 接受戈沙妥珠单抗治疗的患者发生了超敏反应。患者中有 1% 发生了 3～4 级超敏反应。导致终止治疗的超敏反应的发生率为 0.4%。建议接受本品治疗的患者使用预防输液相关反应的药物。本品每次输注期间以及每次输注完成后至少 30 分钟,密切观察患者是否出现超敏反应和输液相关反应。

（2）腹泻:接受戈沙妥珠单抗治疗的患者中,有 64% 的患者发生了腹泻,有 12% 的患者发生了 3 级腹泻,有 0.5% 的患者发生了中性粒细胞减少性结肠炎。在计划给药时,如果出现 3～4 级腹泻,则应暂停治疗,并在恢复至≤1 级后重新开始治疗。发生腹泻时,需评估是否系感染导致,若非感染所致,立即开始服用洛哌丁胺,初始剂量 4mg,随后每次腹泻发作时加用 2mg,最大日剂量为 16mg。腹泻消退 12 小时后停用洛哌丁胺。根据临床指征,还可以采用其他支持性措施(例如,补液和电解质补充)。

（3）恶心、呕吐:接受戈沙妥珠单抗治疗的患者中,有 67% 的患者发生恶心,有 5% 的患者发生了 3～4 级恶心。接受本品治疗的患者中,有 40% 的患者发生呕吐,有 3% 的患者发生了 3～4 级呕吐。采用两种或三种药物联合方案(例如:地塞米松和 5-HT$_3$ 受体拮抗剂或 NK1 受体拮抗剂,或适用的其他药物)进行预防用药,以预防化疗引起的恶心和呕吐(CINV)。如果在计划给药时出现 3 级恶心或 3～4 级呕吐,则暂停本品给药,并在恢复至≤1 级时重新开始戈沙妥珠单抗给药并辅以其他支持性措施。

（4）中性粒细胞减少:接受戈沙妥珠单抗治疗的患者中,有 62% 的患者发生了中性粒细胞减少,导致 0.5% 的患者终止本品治疗,有 47% 的患者发生 3～4 级中性粒细胞减少,6% 的患者发生发热性中性粒细胞减少。

每次输注前须进行全血细胞计数,如绝对中性粒细胞计数(ANC)满足以下标准则给药:第 1 天,ANC>1 500/L;第 8 天,ANC>1 000/L。

不建议常规预防性使用生长因子;但是,其可用于既往输注后出现发热性中性粒细胞减少或 3～4 级中性粒细胞减少的患者。当临床结局较差的高风险患者出现中性粒细胞减少时也可以给予生长因子,包括中性粒细胞减少延长、ANC<100/L、发热性中性粒细胞减少和严重感染的患者。

2. 延迟给药、剂量降低和停药

(1)延迟给药:如果发生治疗相关毒性,则计划的第 1 天和第 8 天的输注最多可延迟 1 周。因特定毒性而延迟给药和降低剂量的说明总结如下:发生>2 级毒性时可延迟 1 周给药。如果毒性已改善达到≤2 级则应在当时给药。对于造成第 8 天给药延迟的毒性,如果在 1 周内未缓解至≤2 级,则应在计划的下一周期恢复给药,即下次给药时间为下一周期的第 1 天。不论第 8 天给药是否因为毒性延迟,第 8 天的输注和下一周期第 1 天的输注之间应该至少间隔 14 天。两次给药之间最多可间隔 21 天。

(2)剂量降低和停药:重度中性粒细胞减少,4 级中性粒细胞减少≥7 天,或 3 级发热性中性粒细胞减少(ANC <1 000/L,发热≥38.5℃),或为使 3～4 级中性粒细胞减少恢复至≤1 级,而延迟给药 2 周或 3 周。发生以上任意一种情况,第一次:剂量降低 25%,同时给予粒细胞集落刺激因子(G-CSF);第二次:剂量降低 50%;第三次:终止治疗。

为使 3～4 级中性粒细胞减少恢复至≤1 级,而延迟给药 3 周以上,发生第一次即终止治疗。

重度非中性粒细胞减少性毒性:4 级非血液学毒性

持续任意时间,或治疗引起的且止吐药物和止泻药物未能控制的≥3级恶心、呕吐或腹泻,或尽管给予最佳医学治疗,但持续时间>48小时的其他3～4级非血液学毒性,或为使3～4级非中性粒细胞减少性血液学或非血液学毒性恢复至≤1级,而延迟给药2或3周。发生以上任意一种情况,第一次:剂量降低25%;第二次:剂量降低50%;第三次:终止治疗。

3～4级非中性粒细胞减少性血液学或非血液学毒性事件,未能在3周内恢复至≤1级,发生第一次即终止治疗。

(四)药物相互作用

戈沙妥珠单抗是针对Trop-2靶点的ADC,结构包括人源化的Trop-2抗体、SN-38(拓扑异构酶Ⅰ抑制剂,是伊立替康的活性代谢产物)载药和可水解的连接子。SN-38通过人UGT1A1代谢。应避免UGT1A1的强效抑制剂(异丙酚、培唑帕尼、尼洛替尼)或诱导剂(卡马西平、苯妥英、利福平)与戈沙妥珠单抗联用,否则有可能增加(抑制剂)或减少(诱导剂)SN-38的暴露量。

(五)用药注意事项

1. 肝功能异常　轻度肝损害(胆红素≤1.5倍ULN,且GOT和GPT<3倍ULN)患者接受本品给药时,无须调整剂量。

2. 肾功能异常　在接受戈沙妥珠单抗治疗的患者(n=527)中进行的药代动力学分析未发现年龄、人种或轻度肾损害对戈沙妥珠单抗药代动力学有影响。已知SN-38(戈沙妥珠单抗的小分子部分)极小部分通过肾脏排泄。无中度肾损害或终末期肾病(Ccr≤30ml/min)患者中戈沙妥珠单抗的药代动力学数据。

3. 特殊人群

(1)在接受戈沙妥珠单抗治疗的患者中,28%的患者年龄≥65 岁。老年患者与年轻患者中的安全性和有效性总体上不存在差异。

（2）尚未确定戈沙妥珠单抗在儿童患者中的安全性和有效性。

（3）孕妇使用本品可能会对胎儿造成伤害。建议育龄期女性患者在接受本品治疗期间及末次给药后 6 个月内采取有效的避孕措施。

（4）由于可能存在遗传毒性，建议男性患者（伴侣为育龄期女性）在本品治疗期间和末次给药后 3 个月内采取有效的避孕措施。

4. 戈沙妥珠单抗禁用于对本品发生重度超敏反应的患者。

Alpelisib

（一）剂型、规格

片剂　50mg；150mg；200mg。

（二）剂量和用法

1. 用法用量　推荐剂量为 300mg，每天 1 次，应在每天大约同一时间于进食后立即服用药物，整片吞服。

2. 剂量调整　初始剂量：300mg，每天 1 次；首次剂量调整：250mg，每天 1 次；第 2 次剂量调整：200mg，每天 1 次。

（1）高血糖：应在开始 alpelisib 治疗前测量空腹血浆葡萄糖（FPG）和 / 或血红蛋白 A1c（HbA1c）。血糖水平异常（处于糖尿病前期或糖尿病范围内）的患者开始 alpelisib 治疗之前，应纠正血糖水平，并应密切监测血糖水平，以便能够早期检测和早期治疗高血糖症。开始 alpelisib 治疗后，应在前 2 周内每周至少监测一次空腹血糖（FG；血浆或血液），随后每 4 周 1 次以及在有临床指征时监测。应按临床需要每 3 个月监测一次

HbA1c。如果患者在开始 alpelisib 治疗后出现高血糖症,应根据临床指征监测 FG,并且每周至少监测两次,直至 FG 降至≤8.9mmol/L。使用抗糖尿病药物治疗期间,应至少每周监测 FG 一次,持续 8 周,然后每 2 周监测一次,根据临床需要给予相应治疗。

（2）皮疹:可在开始 alpelisib 治疗时考虑将口服抗组胺药物作为预防性治疗。根据皮疹的严重程度,alpelisib 可能需要暂停给药、降低剂量或停药。不良反应分级≤2 级时,无须调整剂量,可使用局部皮质类固醇联合口服抗组胺药物治疗;若皮疹长期未改善(28天),可考虑增加使用全身皮质类固醇治疗。不良反应分级为 3 级时,暂停 alpelisib,使用皮质类固醇联合口服抗组胺药物治疗,待恢复至≤1 级,下调一个剂量开始下一周期治疗。不良反应分级为 4 级时,永久停止 alpelisib。

（三）不良反应

非常常见:贫血、腹泻、恶心、口腔黏膜炎、呕吐、腹痛、消化不良、疲劳、黏膜炎症、外周水肿、发热、黏膜干燥、尿路感染、体重降低、血肌酐升高、高血糖症、食欲减退、头痛、味觉倒错、皮疹、脱发、瘙痒、皮肤干燥。

常见:淋巴细胞减少症、血小板减少症、视物模糊、眼干燥症、牙疼、牙龈炎、唇炎、牙龈疼痛、水肿、超敏反应、γ-GT 升高、谷丙转氨酶升高、脂肪酶升高、糖化血红蛋白升高、低钾血症、低钙血症、脱水、肌痉挛、肌痛、颌骨骨坏死、失眠、急性肾损伤、肺部炎症、红斑、皮炎、手足综合征、多形性红斑、高血压、淋巴水肿。

不常见:胰腺炎、酮症酸中毒、史 - 约综合征。

（四）相互作用

Alpelisib 的消除主要通过多种酶(酯酶、酰胺酶、胆碱酯酶)介导的非肝脏水解作用(45%)来驱动,而该药物的排泄通过肝胆输出和肠道排泄(40%)来完成。在人体中,已证实 CYP3A4 对 alpelisib 总体代谢和清除的整体影响较小(≤15%),因此在使用作为 CYP3A4抑制剂或诱导剂的药物时,无须给药调整就可以进行alpelisib 给药。

(五)用药注意事项

1. 禁忌证　对活性成分或任何赋形剂存在超敏反应的患者应禁用本品。

2. 肾功能损害患者　对于轻度或中度肾功能损害的患者,无须调整剂量。重度肾功能损害患者应谨慎使用,因为此人群没有使用经验。

3. 肝功能损害患者　根据一项在肝功能损害的非癌症受试者中进行的肝功能损害研究,轻度、中度或重度肝功能损害(Child-Pugh 级别分别是 A、B 或 C)的患者,无须调整剂量。

4. 老年患者(65 岁以上)　无须调整剂量。

5. 儿童　尚未确立安全性与疗效。

6. 妊娠　根据动物数据及其作用机制,孕妇应用本品可能会对胎儿造成伤害(D 类药品)。妊娠期间不得使用 alpelisib,除非对母亲的益处远大于对胎儿的风险。如果在妊娠期间使用了本品,应向该患者告知对胎儿的潜在风险。

7. 哺乳期　尚不清楚 alpelisib 给药后 alpelisib 是否会转移至人或动物乳汁中。目前尚无关于 alpelisib对哺乳婴儿的影响或 alpelisib 对泌乳影响的相关数据。由于哺乳婴儿使用 alpelisib 可能发生严重药品不良反应,建议女性在治疗期间和最后一次 alpelisib 给药后至少 4 天不应喂哺母乳。

瑞波西利（ribociclib）

（一）剂型、规格
片剂　200mg。

（二）剂量和用法
1. 用法用量　推荐剂量为 600mg，口服，每天 1 次，连续服用 21 天，随后停药 7 天，整个疗程为 28 天。应在每天相同时间服用，建议早晨服用。

2. 剂量调整　初始剂量：600mg，每天 1 次；首次剂量调整：400mg，每天 1 次；第 2 次剂量调整：200mg，每天 1 次。

（1）血液学毒性：在开始本品治疗之前应进行全血细胞计数（CBC）。开始治疗后，在前 2 个周期内每 2 周监测 CBC，随后 4 个周期内在每一个周期开始时监测 CBC，之后则根据临床指征监测 CBC。当不良反应分级≤2 级时，无须调整剂量；当首次出现 3 级或首次出现 4 级不良反应时，暂停给药，直至恢复至≤2 级，恢复给药时需降低 1 个剂量水平。

（2）肝胆毒性：在开始本品治疗之前应进行肝功能检测（LFT）。开始治疗后，在前 2 个周期内每 2 周监测 LFT，随后 4 个周期内在每一个周期开始时监测 LFT，之后则根据临床指征监测 LFT。若氨基转移酶升高为 1 级，或 2 级时不伴总胆红素>2 倍 ULN，无须调整剂量；若为持续性或复发性 2 级，或 3 级不伴随总胆红素>2 倍 ULN，暂停给药直至毒性降低至基线级别，重新开始给药时应降低 1 个剂量水平；若在没有胆汁淤积的情况下，GOT 和 / 或 GPT 升高>3 倍 ULN，伴总胆红素>2 倍 ULN，应终止瑞波西利治疗。4 级（>20 倍 ULN），应终止瑞波西利治疗。

（3）心脏毒性：在开始本品治疗前应评估 ECG。

治疗开始后,在第 1 个周期的大约第 14 天、第 2 个周期开始时重复进行心电图评估,之后则根据临床指征检查心电图。如果在治疗期间出现了 QTcF 间期延长,建议增加 ECG 监测频率。如果 ECG QTcF≥481ms,暂停给药,直至 QTcF 间期延长缓解至<481ms,则以下一个较低剂量水平重新开始治疗;如果再次出现 QTcF 间期≥481ms,则暂停给药,直至 QTcF 间期缓解至<481ms,然后再以下一个较低剂量水平重新开始本品给药。如果 ECG QTcF>500ms,则暂停给药直至 QTcF 间期<481ms,然后再以下一个较低剂量水平重新开始给药。如果 QTcF 间期延长>500ms 或相比基线的变化>60ms 并伴有尖端扭转型室性心动过速或多形性室性心动过速或严重心律失常的体征 / 症状,则永久停用瑞波西利。

(三)不良反应

1. 非常常见　感染、中性粒细胞减少、白细胞减少、贫血、淋巴细胞减少症、食欲下降、头痛、头晕、咳嗽、呼吸困难、背痛、恶心、腹泻、呕吐、便秘、腹痛、口腔黏膜炎、消化不良、脱发、皮疹、瘙痒、疲乏、外周水肿、发热、乏力、谷丙转氨酶升高、谷草转氨酶升高。

2. 常见　血小板减少、发热性中性粒细胞减少、眼泪增加、眼干燥症、低钙血症、低钾血症、低磷酸血症、眩晕、晕厥、味觉倒错、肝脏毒性、皮肤干燥、红斑、白癜风、口咽疼痛、口感、血肌酐升高、QT 间期延长。

(四)相互作用

瑞波西利主要由 CYP3A 代谢,是 CYP3A 在体外的时间依赖性抑制剂。因此,可影响 CYP3A 酶活性的药品可能会改变本品的药代动力学。

(五)用药注意事项

1. 禁忌证　对本品的活性成分或任何辅料过敏

的患者禁用本品。

2. 肾损害患者 轻度或中度肾损害患者无须调整剂量。对于重度肾损害患者,推荐的起始剂量为本品 200mg。

3. 肝损害患者 轻度:无须调整剂量。中度和重度:起始剂量为 400mg,每天 1 次。

4. 老年患者(65 岁以上) 无须调整剂量。

5. 儿童 尚未确立安全性与疗效。

6. 妊娠期 根据动物实验数据及本品作用机制,孕妇服用本品可对胎儿造成损害。

7. 哺乳期 尚不清楚人乳内是否存在本品。没有关于本品对母乳喂养婴儿的影响或本品对泌乳量影响的数据。建议女性患者在最后一次服用本品后至少 21 天内不要哺乳。

8. 应避免联用 CYP3A 强效抑制剂,包括但不限于克拉霉素、茚地那韦、伊曲康唑、洛匹那韦、利托那韦、奈法唑酮、奈非那韦、泊沙康唑、沙奎那韦、特拉匹韦、替利霉素、维拉帕米和伏立康唑。应考虑联用对 CYP3A 抑制作用较弱的其他药物,并监测患者的不良反应。如果必须联用本品与 CYP3A 强效抑制剂,则应降低本品剂量至 200mg。然而,尚无有关该剂量调整方案的临床数据。如果停用强效抑制剂,则应将本品剂量恢复(至少 CYP3A 抑制剂的 5 个消除半衰期后)至启用 CYP3A 强效抑制剂之前使用的剂量。由于患者间存在差异,因此推荐的剂量调整方案可能不会适用于所有患者,建议密切监测不良反应。如果发生本品相关毒性,则应调整剂量,或中断给药直至毒性消退。患者应避免食用葡萄柚或葡萄柚汁,已知所有这些食物均可抑制 CYP3A,并可能增加本品的暴露量。不得联用 CYP3A 强效诱导剂,包括但不限于苯妥英、利福平、卡马西平和圣约翰草（贯叶连翘）。应考虑联用对 CYP3A 无诱导作用或诱导作用极弱的其他药物。应避免将已知有可能延长 QT 间期的药品（如抗心律失常药）与本品联用。应避免联用抗心律失常药（包括但不限于胺碘酮、丙吡胺、普鲁卡因胺、奎尼丁和索他洛尔）、已知可延长 QT 间期的其他药品［包括但不限于氯喹、氯氟菲醇、克拉霉素、环丙沙星、左氧氟沙星、阿奇霉素、氟哌啶醇、美沙酮、莫西沙星、苄普地尔、匹莫齐特和昂丹司琼（静脉注射）］。不建议与他莫昔芬联用。

9. **其他注意事项**　本品应口服，每天 1 次，可伴或不伴食物服用。片剂应整片吞服，吞服前不得咀嚼、压碎或分割片剂。如果片剂出现破损、破裂或其他不完整的情况，则不得服用。

群体药代动力学分析显示，年龄、体重、性别或人种对本品的全身暴露量没有临床相关影响，无须调整给药剂量。

奥拉帕利（olaparib）

（一）剂型、规格

片剂　150mg；100mg。

（二）剂量和用法

1. **用法用量**　推荐剂量为 300mg，每天 2 次，口服，整片吞服，在进餐及空腹时均可服用。如患者漏服一剂本品，则应按计划时间正常服用下一剂量。本品应当在含铂化疗结束后的 8 周内开始治疗。

2. **剂量调整**　当出现恶心、呕吐、腹泻、贫血等不良事件，可考虑中断治疗或减量。推荐剂量减至250mg，每天服用 2 次。如果需要进一步减量，则推荐剂量减至 200mg，每天服用 2 次。轻度肾功能损害无须调整剂量,中度肾功能损害推荐剂量为 200mg;轻度或中度肝功能损害无须调整剂量,重度肝、肾功能损害不推荐使用。

(三) 不良反应

奥拉帕利治疗引起的不良反应通常为轻度或中度(CTCAE 1 级或 2 级),且通常无须终止治疗。各临床试验中,接受奥拉帕利单药治疗的患者中最常见的不良反应(>10%)为恶心、疲乏、贫血、呕吐、腹泻、食欲下降、头痛、味觉障碍、咳嗽、中性粒细胞减少、呼吸困难、头晕、消化不良、白细胞减少和血小板减少。

超过 2% 患者发生的≥3 级不良反应为贫血(16%)、中性粒细胞减少(5%)、疲乏 / 乏力(5%)、白细胞减少(3%)和血小板减少(3%)。

导致单药治疗中断和 / 或剂量减少的最常见不良反应为贫血(16.7%)、呕吐(6.3%)、恶心(6.2%)、疲乏 / 乏力(6.1%)和中性粒细胞减少(6.0%)。导致永久终止治疗的最常见不良反应为贫血(1.7%)、血小板减少症(0.8%)、疲乏 / 乏力(0.7%)和恶心(0.7%)。

(四) 相互作用

体外研究证实奥拉帕利是 CYP3A 的抑制剂和诱导剂,也是 CYP2B6 的诱导剂。避免合并使用强效 CYP3A 抑制剂,如果必须合并使用强效或中效 CYP3A 抑制剂,奥拉帕利剂量应减量。避免合并使用强效 CYP3A 抑制剂,如伊曲康唑、替利霉素、克拉霉素、伏立康唑、奈法唑酮(nefazodone)、泊沙康唑、利托那韦、洛匹那韦 / 利托那韦、茚地那韦、沙奎那韦、奈非那韦、波普瑞韦(boceprevir)、特拉匹韦,或避免合并使用中效 CYP3A 抑制剂,如安瑞那韦(amprenavir)、阿瑞匹坦、阿扎那韦、环丙沙星、克唑替尼、达芦那韦 / 利托那韦、地尔硫䓬、红霉素、氟康唑、福沙那韦(fosamprenavir)、

伊马替尼、维拉帕米。如果必须合并使用强效或中效
CYP3A 抑制剂,则奥拉帕利剂量应减量。避免合并使
用强效 CYP3A 诱导剂,如苯妥英、利福平、卡马西平和
圣约翰草,或中效 CYP3A4 诱导剂,如波生坦、依非韦
伦、依曲韦林、莫达非尼和萘夫西林。如果无法避免使
用中效 CYP3A 诱导剂,则奥拉帕利疗效可能降低。

(五)用药注意事项

1. 储藏　在 30℃ 以下保存,有效期 36 个月。

2. 奥拉帕利治疗期间避免食用西柚、西柚汁、酸
橙和酸橙汁,因为这些食物中含有 CYP3A 抑制剂。

Talazoparib

(一)剂型、规格

胶囊　0.25mg;1mg。

(二)剂量和用法

1. 用法用量　推荐剂量为 1mg,每天 1 次。

2. 剂量调整　根据不良反应情况中断治疗或减
少剂量,0.25mg 规格用于减少剂量。首次剂量减少:
0.75mg,每天 1 次;第二次剂量减少:0.5mg,每天 1 次;
第三次剂量减少:0.25mg,每天 1 次;超过 3 次,则终止
治疗。

(1)血红蛋白<8g/dl:下调剂量至血红蛋白≥9g/dl
的水平,以下调后的剂量恢复治疗。

(2)血小板计数<50 000/L:下调剂量至水平消
退至血小板计数≥75 000/L,以下调后的剂量恢复
治疗。

(3)中性粒细胞计数<1 000/L:下调剂量至水平消
退至中性粒细胞计数≥1 500/L,以下调后的剂量恢复
治疗。

(4)非血液学≥3 级:下调剂量至等级≤1,以下调

后的剂量恢复或停止。

（5）肾功能不全：轻度（Ccr 60～89ml/min），无剂量调整；中度（Ccr 30～59ml/min），将剂量减少至 0.75mg 口服，每天 1 次；重度（Ccr<30ml/min）或需要血液透析的患者，未研究。

（6）肝功能损害：轻度（总胆红素≤1 倍 ULN 和 GOT>1 倍 ULN 或总胆红素>1～1.5 倍 ULN 和任何 GOT），无剂量调整；中度至重度（总胆红素>1.5 倍 ULN 和任何 GOT），未研究。

（三）不良反应

1. 临床最常见不良反应（≥20%） 疲劳、贫血、恶心、中性粒细胞减少、头痛、血小板减少、呕吐、脱发、腹泻、食欲减退。

2. 实验室最常见异常（≥25%） 血红蛋白、血小板、中性粒细胞、淋巴细胞、白细胞和血钙减少。葡萄糖、谷丙转氨酶、谷草转氨酶和碱性磷酸酶增加。

3. 骨髓抑制 可能影响造血功能，可引起贫血、中性粒细胞减少和／或血小板减少症。

4. 骨髓增生异常综合征／急性髓细胞白血病 临床研究中，接受 talazoprib 治疗的 584 例（0.3%）实体瘤患者中有 2 例报告了骨髓增生异常综合征／急性髓细胞白血病（MDS/AML）。监测患者基线时和服药后每月一次的血液学毒性。如果确认 MDS/AML，则停止使用。

5. 胚胎 - 胎儿毒性 可能导致胎儿伤害。建议向患者告知对胎儿的潜在风险并使用有效的避孕措施。

（四）相互作用

应避免与 P- 糖蛋白（P-gp）抑制剂（如胺碘酮、卡维地洛、克拉霉素、伊曲康唑、维拉帕米）联合使用。如不能避免，talazoprib 口服剂量应减少至 0.75mg，每天

1次；在停用 P-gp 抑制剂的 3～5 个半衰期后、再次启动 P-gp 抑制剂之前，增加 talazoprib 至所用剂量。其他 P-gp 抑制剂也可能增加 talazoprib 的全身暴露，联合应用时也需谨慎监测。

（五）用药注意事项

1. 口服管理　与食物或者不与食物同服，口服时吞下完整胶囊，不要打开或解散；如果患者呕吐或者错过剂量，请不要再服用一剂，按时口服下一剂。

2. 贮藏　储存在 20～25℃；短途旅行允许 15～30℃之间。

第三章 乳腺癌辅助治疗原则及规范

第一节 辅 助 化 疗

一、辅助全身治疗的选择

乳腺癌术后辅助全身治疗的选择应基于复发风险个体化评估、肿瘤病理学分子分型及对不同治疗方案的反应性。乳腺癌术后复发风险的分组见表 3-1。该表可用于全面评估患者手术以后复发风险的高低,是制订全身辅助治疗策略的重要依据。乳腺癌病理学分子分型的判定见表 3-2。乳腺癌不同分子分型的推荐治疗见表 3-3,医生根据治疗的反应性并同时参考患者的术后复发风险选择相应治疗。

二、辅助化疗的适应证

具有以下高危因素的乳腺癌患者考虑接受辅助化疗:浸润性肿瘤>2cm;淋巴结阳性;激素受体阴性;HER2 阳性(对 T1a 以下患者,目前无明确证据推荐使用辅助化疗);组织学分级为 3 级等。但上述单个指标并非化疗的强适应证,患者术后是否接受辅助化疗,应当按照复发风险的高低(表 3-1)、分子分型(表 3-2)以及针对不同分子分型的推荐治疗(表 3-3)进行综合判断。同时,辅助化疗方案的制订除了考虑肿瘤的临床病理学特征以外,还应综合考虑患者身体因素和患者的意愿,以及化疗可能的获益和由此带来的不良反应等。免疫组化(IHC)检测应该常规包括雌激素受体(estrogen receptor,ER)、孕酮受体(progesterone receptor,PR)、HER2 和增殖指数(Ki-67)。

表 3-1　乳腺癌术后复发风险的分组

危险度	判别要点	
	转移淋巴结	其他
低度	阴性	同时具备以下 6 条:①标本中病灶大小(pT)≤2cm;②分级 1 级[a];③瘤周脉管未见肿瘤侵犯[b];④ ER 和 / 或 PR 表达;⑤ HER2/neu 基因没有过度表达或扩增[c];⑥年龄≥35 岁
中度		以下 6 条至少具备 1 条:①标本中病灶大小(pT)>2cm;②分级 2～3 级;③有瘤周脉管肿瘤侵犯;④ ER 和 PR 缺失;⑤ HER2 基因过度表达或扩增;⑥年龄<35 岁
高度	1～3 枚阳性	未见 HER2 基因过度表达和扩增且 ER 和 / 或 PR 表达
		HER2 基因过度表达或扩增或 ER 和 PR 缺失
	≥4 枚阳性	—

注:[a] 组织学分级 / 核分级;[b] 瘤周脉管侵犯存在争议,它只影响腋淋巴结阴性患者的危险度分级;但并不影响淋巴结阳性者的分级;[c] HER2 的测定必须是经由严格质量把关的免疫组化或荧光原位杂交技术(fluorescent in situ hybridzation,FISH)法、显色原位杂交(chromogenic in situ hybridization,CISH)法。

表 3-2　乳腺癌分子分型的标志物检测和判定

分子分型	标志物	备注
Luminal A 型	Luminal A 样： ER/PR 阳性且 PR 高表达 HER2 阴性 Ki-67 低表达	ER、PR、Ki-67 表达的判定值建议采用报告阳性细胞的百分比。Ki-67 高低表达的判定值在不同病理实验中心可能不同，可统一采用 14% 作为判断 Ki-67 高低的界值。同时，以 20% 作为 PR 表达高低的判定界值[*]，可进一步区分 Luminal-A 样和 Luminal-B 样（HER2 阴性）
Luminal B 型	Luminal B 样（HER2 阴性）： ER/PR 阳性 HER2 阴性 且 Ki-67 高表达或 PR 低表达 Luminal B 样（HER2 阳性）： ER/PR 阳性 HER2 阳性（蛋白过度表达或基因扩增） 任何状态的 Ki-67	上述不满足"Luminal A 样"条件的 Luminal 样肿瘤均可作为"Luminal B 样"亚型
HER2 阳性型	HER2 阳性： HER2 阳性（蛋白过度表达或基因扩增） ER 阴性和 PR 阴性	
Basal-like 型	三阴性（非特殊型浸润性导管癌）： ER 阴性 PR 阴性 HER2 阴性	三阴性乳腺癌和 Basal-like 型乳腺癌之间的吻合度约 80%。但是三阴性乳腺癌也包含一些特殊类型乳腺癌如髓样癌（典型性）和腺样囊性癌，这类癌的复发转移风险较低

注：[*]以 20% 作为 PR 表达高低的判定界值，目前仅有 1 篇回顾性文献支持（参考文献：J Clin Oncol，2013，31：203-209）。

表 3-3　不同分子分型的推荐治疗

亚型	治疗策略	备注
Luminal A 样	大多数患者仅需内分泌治疗	一些高危患者需加用化疗
Luminal B 样（HER2 阴性）	全部患者均需内分泌治疗,大多数患者要加用化疗	是否加用化疗需要综合考虑激素受体表达高低、复发转移风险,以及患者状态等
Luminal B 样（HER2 阳性）	化疗 + 抗 HER2 治疗 + 内分泌治疗	本亚型患者常规予以化疗
HER2 阳性（非 luminal）	化疗 + 抗 HER2 治疗	抗 HER2 治疗对象:pT1b 及更大肿瘤,或淋巴结阳性
三阴性（导管癌）	化疗	
特殊类型 [*]		
A. 内分泌反应型	内分泌治疗	
B. 内分泌无反应型	化疗	髓样癌（典型性）和腺样囊性癌可能不需要化疗（若淋巴结阴性）

注:[*]特殊类型,内分泌反应型（筛状癌、小管癌和黏液腺癌）;内分泌无反应型（顶浆分泌、髓样癌、腺样囊性癌和化生性癌）。

三、辅助化疗的禁忌证

1. 妊娠早、中期患者,应慎重选择。
2. 年老体弱且伴有严重内脏器质性病变患者。

四、辅助化疗前准备

1. 首次化疗前应充分评估患者的脏器功能,检测方法包括血常规、肝肾功能、心电图等。以后每次化疗前应常规检测血常规和肝肾功能;使用心脏毒性药物前应常规做心电图和/或 LVEF 测定;其他检查应根据患者的具体情况和所使用的化疗方案等决定。

2. 育龄期妇女应妊娠试验阴性并嘱避孕。

3. 签署化疗知情同意书。

五、辅助化疗方案与注意事项

1. 选择联合化疗方案,常用的有:①以蒽环类为主的方案,如 CAF、AC、EC、FEC 方案(C:环磷酰胺,A:多柔比星,E:表柔比星,F:氟尿嘧啶)。虽然吡柔比星(THP)在欧美少有大组的循证医学资料,但在我国日常临床实践中,用吡柔比星代替多柔比星也是可行的。②蒽环类与紫杉类联合方案,例如 TAC(T:多西他赛)。③蒽环类与紫杉类序贯方案,例如 AC → T/P(P:紫杉醇)或 FEC → T。④不含蒽环类的联合化疗方案,适用于老年、低风险、蒽环类禁忌或不能耐受的患者,常用的有 TC 方案及 CMF 方案(C:环磷酰胺,M:甲氨蝶呤,F:氟尿嘧啶)。

2. 若无特殊情况,一般不建议减少化疗的周期数。

3. 在门诊病历和住院病史中应当记录患者当时的身高、体重及体表面积,并给出药物的每平方米体表面积的剂量强度。一般推荐首次给药剂量应按推荐剂量使用,若有特殊情况需调整时不得低于推荐剂量的 85%,后续给药剂量应根据患者的具体情况和初始治疗后的不良反应,可以 1 次下调 20%~25%。每个辅助化疗方案一般仅允许剂量下调 2 次。

4. 辅助化疗一般不与内分泌治疗或放疗同时进行,化疗结束后再开始内分泌治疗,放疗与内分泌治疗可先后或同时进行。

5. 化疗时应注意化疗药物的给药顺序、输注时间和剂量强度,严格按照药品说明书和配伍禁忌使用。

6. 激素受体阴性的绝经前患者,在辅助化疗期间可考虑使用卵巢功能抑制药物保护患者的卵巢功能。推荐化疗前 1～2 周给药,化疗结束后 2 周给予最后一剂药物。

7. 蒽环类药物有心脏毒性,使用时须评估 LVEF,一般每 3 个月 1 次。如果患者使用蒽环类药物期间发生有临床症状的心脏毒性,或无症状但 LVEF<45% 抑或较基线下降幅度超过 15%,可考虑检测肌钙蛋白(cTnT),必要时应先停药并充分评估患者的心脏功能,后续治疗应慎重。有研究表明,在蒽环类药物治疗同时给予右雷佐生可降低蒽环类药物所致心力衰竭的风险,并且不影响药物治疗疗效。

8. 蒽环类药物具有累积性心脏毒性,使用中需要关注各类蒽环类药物之间基于相同心脏毒性的剂量换算和叠加,一般均换算为多柔比星,心脏毒性相同情况下,表柔比星与多柔比星的剂量换算比值为 1.8∶1,吡柔比星一般参照多柔比星相同的剂量换算。

9. 一般根据术后复发风险,选择不同的辅助化疗方案。高危患者,倾向于选择含蒽环类和紫杉类的方案,例如:AC-T、FEC-T、TAC、密集化疗 AC-P(第 14 天)等;中危患者,倾向于单含蒽环类或单含紫杉类的方案,例如:CAF、CEF、TC 等;Luminal A 样或者部分 Luminal B 样的低危患者,可以不做辅助化疗,直接予以内分泌治疗;需要化疗的低危患者,也往往选择 4～6 周期的单含蒽环类或非蒽环类方案,例如:AC、EC、CMF 等。

10. 三阴性乳腺癌的优选化疗方案是含紫杉类和蒽环类的剂量密集方案。大多数 Luminal B(HER2 阴性)乳腺癌患者需要接受术后辅助化疗,方案应包含蒽环类和/或紫杉类药物。

六、常用辅助化疗方案

含曲妥珠单抗的方案参见本章第三节　辅助抗HER2 靶向治疗。

剂量密集 AC → P 方案：

多柔比星 $60mg/m^2$ i.v. 第 1 天

环磷酰胺 $600mg/m^2$ i.v. 第 1 天

14 天为 1 个周期，共 4 个周期

序贯以紫杉醇 $175mg/m^2$ i.v. 3 小时第 1 天

14 天为 1 个周期，共 4 个周期

所有周期均用粒细胞集落刺激因子（G-CSF）支持

AC → P/T 方案：

多柔比星 $60mg/m^2$ i.v. 第 1 天

环磷酰胺 $600mg/m^2$ i.v. 第 1 天

21 天为 1 个周期，共 4 个周期

序贯以紫杉醇 $80mg/m^2$ i.v. 第 1 天，每周 1 次，共 12 周或紫杉醇 $175mg/m^2$ i.v. 第 1 天，每 2 周 1 次，共 12 周或多西他赛 $100mg/m^2$ i.v. 第 1 天，每 3 周 1 次，共 12 周

TC 方案：

多西他赛 $75mg/m^2$ i.v. 第 1 天

环磷酰胺 $600mg/m^2$ i.v. 第 1 天

21 天为 1 个周期，共 4 个周期

AC 方案：

多柔比星 $60mg/m^2$ i.v. 第 1 天

环磷酰胺 $600mg/m^2$ i.v. 第 1 天

21 天为 1 个周期，共 4 个周期

TAC 方案：

多西他赛 $75mg/m^2$ i.v. 第 1 天

多柔比星 50mg/m^2 i.v. 第 1 天

环磷酰胺 500mg/m^2 i.v. 第 1 天

21 天为 1 个周期,共 6 个周期

所有周期均用 G-CSF 支持

FAC 方案:

氟尿嘧啶 500mg/m^2 i.v. 第 1、8 天

多柔比星 50mg/m^2 i.v. 第 1 天

环磷酰胺 500mg/m^2 i.v. 第 1 天

21 天为 1 个周期,共 6 个周期

CMF 方案:

环磷酰胺 100mg/m^2 p.o. 第 1～14 天

甲氨蝶呤 40mg/m^2 i.v. 第 1、8 天

氟尿嘧啶 600mg/m^2 i.v. 第 1、8 天

28 天为 1 个周期,共 6 个周期

EC 方案:

表柔比星 90～100mg/m^2 i.v. 第 1 天

环磷酰胺 600～830mg/m^2 i.v. 第 1 天

21 天为 1 个周期,共 8 个周期

剂量密集 A→P→C 方案:

多柔比星 60mg/m^2 i.v. 第 1 天

14 天为 1 个周期,共 4 个周期

序贯以紫杉醇 175mg/m^2 i.v. 3 小时第 1 天

14 天为 1 个周期,共 4 个周期

序贯以环磷酰胺 600mg/m^2 i.v. 第 1 天

14 天为 1 个周期,共 4 个周期

所有周期均用 G-CSF 支持

FEC→T 方案:

氟尿嘧啶 500mg/m^2 i.v. 第 1 天

表柔比星 100mg/m^2 i.v. 第 1 天

环磷酰胺 500mg/m^2 i.v. 第 1 天

21 天为 1 个周期,共 3 个周期

序贯以多西他赛 100mg/m^2 i.v. 第 1 天

21 天为 1 个周期,共 3 个周期

FEC → P 方案:

氟尿嘧啶 600mg/m^2 i.v. 第 1 天

表柔比星 90mg/m^2 i.v. 第 1 天

环磷酰胺 600mg/m^2 i.v. 第 1 天

21 天为 1 个周期,共 4 个周期

序贯以紫杉醇 100mg/m^2 i.v. 第 1 天

每周 1 次,共 8 周

参考文献

[1] CITRON M L,BERRY D A,CIRRINCIONE C,et al. Randomized trial of dose-dense versus conventionally scheduled and sequential versus concurrent combination chemotherapy as postoperative adjuvant treatment of node-positive primary breast cancer:First report of intergroup trial C9741/cancer and leukemia group B trial 9741. J Clin Oncol,2003,21(8):1431-1439.

[2] JONES S,HOLMES F,O'SHAUGHNESSEY J,et al. Docetaxel with cyclophosphamide is associated with an overall survival benefit compared with doxorubicin and cyclophosphamide:7-year follow-up of US Oncology Research trial 9735. J Clin Oncol,2009,27(8):1177-1183.

[3] FISHER B,BROWN A M,DIMITROV N V,et al. Two months of doxorubicin-cyclophosphamide with and without interval reinduction therapy compared with 6 months of cyclophosphamide,methotrexate,and fluorouracil in positive-node breast cancer patients with tamoxifen-nonresponsive tumors:results from the National Surgical Adjuvant Breast and Bowel Project B-15. J

Clin Oncol,1990,8(9):1483-1496.

［4］MARTIN M,PIENKOWSKI T,MACKEY J,et al. Adjuvant docetaxel for node-positive breast cancer. N Engl J Med,2005, 352(22):2302-2313.

［5］GOLDHIRSCH A,COLLEONI M,COATES A S,et al. Adding adjuvant CMF chemotherapy to either radiotherapy or tamoxifen: are all CMFs alike? The International Breast Cancer Study Group(IBCSG). Ann Oncol,1998,9(5):489-493.

［6］VON MINCKWITZ G,RAAB G,CAPUTO A,et al. Doxorubicin with cyclophosphamide followed by docetaxel every 21 days compared with doxorubicin and docetaxel every 14 days as preoperative treatment in operable breast cancer:the GEPARDUO study of the German Breast Group. J Clin Oncol,2005,23(12): 2676-2685.

［7］SPARANO J A,WANG M,MARTINO S,et al. Weekly paclitaxel in the adjuvant treatment of breast cancer. N Engl J Med,2008, 358:1663-1671.

［8］PICCART M J,DI LEO A,BEAUDUIN M,et al. Phase Ⅲ trial comparing two dose levels of epirubicin combined with cyclop-hosphamide with cyclophosphamide,methotrexate,and fluorouracil in nodepositive breast cancer. J Clin Oncol,2001, 19(12):3103-3110.

［9］ROCHÉ H,FUMOLEAU P,SPIELMANN M,et al. Sequential adjuvant epirubicin-based and docetaxel chemotherapy for node-positive breast cancer patients:The FNCLCC PACS 01 trial. J Clin Oncol,2006,24(36):5664-5671.

［10］MARTIN M,RODRIGUEZ-LESCURE A,RUIZ A,et al. Randomized phase 3 trial of fluorouracil,epirubicin,and cyclophosphamide alone or followed by paclitaxel for early breast cancer. J Natl Cancer Inst,2008,100(11):805-814.

第二节 辅助内分泌治疗

一、辅助内分泌治疗的选择

乳腺癌的术后治疗取决于不同个体的分子亚型，而其中激素受体阳性的患者占总数的 60% 以上，所以乳腺癌患者术后辅助内分泌治疗的选择直接关系到这类患者的预后。虽然传统的 5 年他莫昔芬(tamoxifen，TAM)治疗作为标准的治疗方式几乎深入人心，但是近 20 年来大量新型内分泌治疗药物的出现，包括芳香化酶抑制剂和联合内分泌治疗的靶向药物等，以及SOFT、TEXT、MonarchE 等多项大型临床研究结果让传统治疗方式受到了极大的挑战。因此，如何为中国患者选择合理的治疗方案以及适宜的治疗时间成为一个重要的问题。

乳腺癌术后内分泌治疗总体上分为两大类：非药物治疗和药物治疗。非药物治疗又可以分为手术治疗和放射治疗。手术治疗包括切除双侧卵巢、肾上腺和垂体等几种方式，但后两种手术方式目前已不采用。放射治疗主要针对双侧卵巢，其优势在于可以使患者避免手术，但是手术治疗和放射治疗并发症相对较多，对患者心理创伤较大且具有不可逆性，因此，近年来越来越多的患者采用药物进行卵巢功能抑制(ovarian function suppression，OFS)。内分泌治疗药物主要可以分为以下 4 类①选择性雌激素受体调节剂(SERM)：他莫昔芬、托瑞米芬(toremifene，TOR)；②选择性雌激素受体下调剂(selective estrogen receptor down-regulator)：氟维司群；③芳香化酶抑制剂(aromatase inhibitor，AI)：来曲唑、阿那曲唑、依西美坦；④促性腺激素释放激素

类似物(gonadotropin-releasing hormone agonist,GnRHa):
戈舍瑞林、亮丙瑞林。联合内分泌治疗药物使用的
CDK4/6抑制剂包括阿贝西利(abemaciclib)、哌柏西利
(palbociclib)、瑞波西利(ribociclib)。

二、辅助内分泌治疗的适应证

因为内分泌治疗有较好的疗效及耐受性,所以
ER和/或PR阳性的浸润性癌、原位癌、部分特殊类
型乳腺癌患者都需要接受辅助内分泌治疗。虽然ER
IHC染色为1%～100%的肿瘤均视为ER阳性,但ER
1%～10%为低表达,ER低表达时生物学行为通常与
ER阴性乳腺癌相似,这类患者异质性较强,虽然在术
后辅助内分泌治疗中的获益较少,但仍建议在辅助治
疗阶段使用内分泌治疗,高危患者可以使用卵巢功能
抑制联合口服内分泌药物。

三、辅助内分泌治疗的禁忌证

1. 他莫昔芬使用禁忌证　对本药及其成分过敏
的患者、眼底疾病患者、有深静脉血栓形成或肺栓塞病
史的患者。

2. 托瑞米芬使用禁忌证　已知对本品过敏者禁
用,预先患有子宫内膜增生症或严重肝衰竭的患者禁
止长期服用本品。

3. 芳香化酶抑制剂类药物使用禁忌证　对本药及
其成分过敏的患者、绝经前妇女、孕妇、哺乳期妇女。其
中阿那曲唑对严重肾功能损害的患者(Ccr<20ml/min)
及中到重度肝功能损害患者禁用。

4. 戈舍瑞林使用禁忌证　不得用于儿童、对本药
及其成分过敏的患者、孕妇及哺乳期妇女。

5. 亮丙瑞林使用禁忌证　同戈舍瑞林。

6. 氟维司群使用禁忌证　对活性成分或任一辅料过敏者禁用、严重肝功能损害的患者及孕妇、哺乳期妇女禁用;本品含苯甲醇,禁止用于儿童肌内注射。

7. 阿贝西利使用禁忌证　对活性成分或任一辅料过敏者禁用。

8. 辅助内分泌治疗与化疗同时进行可能会降低疗效,一般在化疗之后进行,但可以与放疗及抗 HER2 治疗同时进行。

四、辅助内分泌治疗方案与注意事项

因内分泌治疗方案及药物的选择和患者的月经状态密切相关,所以在制订方案前首先要判断患者是否绝经。

绝经的定义:绝经可分为自然绝经和人工绝经,一般是指月经永久性终止,提示卵巢合成的雌激素持续性减少。满足以下任意一条件者,都可认为达到绝经状态:①双侧卵巢切除术后;②年龄>60 岁;③年龄<60 岁,自然停经≥12 个月,在近 1 年未接受化疗、他莫昔芬、托瑞米芬或卵巢去势的情况下,FSH 和雌二醇水平在绝经后范围内;④年龄<60 岁,正在服用他莫昔芬或托瑞米芬的患者,FSH 和雌二醇水平连续两次在绝经后范围内。

(一)绝经前患者的辅助内分泌治疗

1. 低度复发风险满足以下全部条件者推荐给予单纯 TAM 5 年:淋巴结阴性、组织学Ⅰ级、肿块直径≤2cm、Ki-67 低表达。

2. 中度复发风险满足以下任意一条者推荐给予 OFS+TAM/AI 5 年:组织学Ⅱ～Ⅲ级、淋巴结转移 1～3 个、年龄<35 岁。

3. 高度复发风险推荐给予 OFS+AI 5 年:淋巴结转

移 4 个及以上。

4. 初始治疗已满 5 年且耐受性良好的患者,符合以下任意一条可考虑延长内分泌治疗:淋巴结阳性、组织学 3 级、诊断时年龄<35 岁、Ki-67 高表达、pT2 及以上。

（二）绝经后患者的辅助内分泌治疗

1. 初始治疗推荐 AI 5 年,若初始治疗使用 TAM 期间绝经可换用 AI 继续治疗 5 年。

2. 若初始 AI 治疗已满 5 年且耐受性良好,符合以下任意条件者可考虑延长内分泌治疗:淋巴结阳性、组织学 3 级、其他需要行辅助化疗的危险因素,如 Ki-67 >20%。总治疗周期可根据患者病情需要,从 5 年延长至 10 年。

（三）内分泌治疗的注意事项

1. TAM 治疗期间应每 6～12 个月行 1 次妇科检查,通过超声检查了解子宫内膜厚度。

2. MonarchE 研究结果证实,CDK4/6 抑制剂阿贝西利能降低 HR 阳性、HER2 阴性、淋巴结阳性伴有高复发风险(肿瘤≥5cm、组织学 3 级、Ki-67≥20%)的早期乳腺癌患者复发风险。因此,建议对于≥4 个阳性淋巴结的 ER 阳性乳腺癌患者,无论绝经前或绝经后,均可考虑在标准辅助内分泌治疗基础上增加 CDK4/6 抑制剂阿贝西利强化 2 年;若 1～3 个淋巴结阳性且伴有 G3/T3/Ki-67≥20% 至少一项高危因素的 HR 阳性患者使用阿贝西利强化也可考虑。

3. AI 和 GnRHa 可导致骨密度(bone mineral density, BMD)下降或骨质疏松,因此在使用这些药物前常规推荐 BMD 检测。在药物使用过程中,每 12 个月监测 1 次 BMD,并进行 BMD 评分(T-score)。T-score<−2.5,为骨质疏松,可开始使用双膦酸盐或地舒单抗

（denosumab）治疗；T-score 为 −2.5～−1.0，为骨量减低，给予维生素 D 和钙片治疗，并考虑使用双膦酸盐；T-score>−1.0，为骨量正常，不推荐使用双膦酸盐。

五、辅助内分泌治疗药物及常见不良反应

1. 选择性雌激素受体调节剂　他莫昔芬 10mg，口服，一日 2 次；或 20mg，一日 1 次。常见不良反应：治疗初期骨和肿瘤疼痛一过性加重、食欲缺乏、恶心、呕吐、月经失调、闭经、颜面潮红、皮疹、子宫内膜增生等。

托瑞米芬 60mg，口服，一日 1 次，常见不良反应：面部潮红、多汗、阴道出血、白带、疲劳、恶心、皮疹、瘙痒、头晕等。

2. 选择性雌激素受体下调剂　氟维司群 500mg，肌内注射，首月两次，间隔 14 天，以后每 28 天一次。常见不良反应：注射部位反应、无力、恶心和氨基转移酶升高等。

3. 芳香化酶抑制剂

（1）非甾体类芳香化酶抑制剂：来曲唑 2.5mg，口服，一日 1 次。常见不良反应：潮热、关节痛、恶心、疲劳等。阿那曲唑 1mg，口服，一日 1 次。常见不良反应：潮热、乏力、关节痛、头痛、恶心、皮疹等。

（2）甾体类芳香化酶抑制剂：依西美坦 25mg，口服，一日 1 次。常见不良反应：潮热、关节痛、疲劳、头痛、失眠、多汗等。

4. 促性腺激素释放激素类似物　戈舍瑞林：3.6mg，皮下注射，每 4 周 1 次。常见不良反应：性欲下降、潮红、多汗、阴道干燥、注射部位反应、头痛、皮疹、骨密度下降、体重增加等。亮丙瑞林：3.75mg，皮下注射，每 4 周 1 次。常见不良反应同戈舍瑞林。

5. 联合内分泌药物使用的 CDK4/6 抑制剂　阿

贝西利：150mg，口服，每天 2 次。常见不良反应：中性粒细胞减少、食欲下降、味觉障碍、头晕、腹泻、呕吐、恶心、脱发、瘙痒、皮疹、乏力、发热、氨基转移酶增高等。MonarchE 研究结果提示：阿贝西利无论是联用 AI 还是氟维司群，3 级及以上中性粒细胞减少的发生率 <30%，3 级及以上腹泻发生率<5%。

六、辅助内分泌治疗中的其他问题

1. 卵巢功能抑制及其作用机制 卵巢功能抑制（ovarian function suppression，OFS）方式主要包括双侧卵巢切除去势、卵巢放疗去势和药物去势。手术去势包括传统手术切除术和腹腔镜手术切除术，为有创性并且不可逆。卵巢切除术虽然可使血清 E_2 浓度迅速降低，但患者也永久性失去卵巢。卵巢放疗相关研究显示，20%～30% 的患者经放疗后不能成功达到卵巢去势的效果，且整体诱导雌激素下降的水平显著差于卵巢切除术，因而临床使用受到了限制，因此建议将药物去势作为绝经前激素受体阳性的早期乳腺癌 OFS 的首选。OFS 的作用机制：绝经前女性下丘脑分泌促性腺激素释放激素（gonadotropin-releasing hormone，GnRH），与垂体细胞膜上相应受体结合，使垂体释放黄体生成素（LH）和卵泡刺激素（FSH），从而作用于卵巢并释放雌激素，而雌激素能促进乳腺肿瘤的生长。OFS 是指通过手术、放疗或药物抑制卵巢产生雌激素。常用药物为 GnRHa：戈舍瑞林和亮丙瑞林。GnRHa 通过对垂体持续刺激，抑制垂体分泌 LH 和 FSH，雌激素的分泌量随之下调，从而达到下调雌激素水平的目的。

2. 需要在内分泌治疗中加用卵巢功能抑制剂的情况 根据《中国早期乳腺癌卵巢功能抑制临床应用

专家共识(2021年版)》专家观点:中高危绝经前激素受体阳性乳腺癌推荐接受OFS的内分泌治疗;低危患者推荐SERM单药治疗;使用AI代替SERM治疗的绝经前患者,需要同时接受OFS治疗。接受化疗序贯SERM单药辅助治疗的早期乳腺癌患者,如果2年内判定为"非绝经后患者",建议在SERM的基础上联合OFS治疗。

3. OFS联合方案的选择　根据《中国早期乳腺癌卵巢功能抑制临床应用专家共识(2021年版)》专家观点:对绝经前激素受体阳性早期乳腺癌的中危和高危患者,或STEPP分析的较高风险患者推荐OFS联合AI治疗,OFS联合SERM治疗也是合理的选择。对存在SERM禁忌证的任何风险级别患者,推荐OFS联合AI治疗。

4. 内分泌治疗周期的选择　延长内分泌治疗需要根据患者的具体情况个体化处理,需要结合肿瘤复发的高危因素和患者的意愿综合决策。对于绝经前使用GnRHa患者的治疗周期,专家观点:GnRHa辅助内分泌治疗的标准疗程应为5年。完成5年联合OFS的内分泌治疗后,如未绝经且耐受性良好,推荐继续5年联合OFS的内分泌治疗或5年SERM治疗。低危选择OFS替代化疗的患者,可考虑OFS联合内分泌治疗时长为2年。对于绝经后患者的内分泌治疗周期,Ⅰ期患者通常建议5年AI辅助内分泌治疗。对于Ⅱ期淋巴结阴性患者,如初始采用TAM5年治疗,可推荐继续TAM或AI5年;如初始采用5年AI的患者,或采用TAM治疗2~3年后再转用AI满5年的患者无须常规推荐延长内分泌治疗。对于Ⅱ期淋巴结阳性患者,无论其前5年内分泌治疗策略如何,均推荐后续5年AI的延长治疗。对于Ⅲ期患者,推荐5年AI的延长治疗。延长治疗的患者,其内分泌治疗总时长为8～10年。

5. 内分泌治疗依从性　由于术后辅助内分泌治疗时间较长为5～10年,患者治疗依从性问题愈发明显。药物耐受性、安全性及药物可及性都是保障长期内分泌治疗的关键问题,可从以下几方面提高乳腺癌患者内分泌治疗的依从性:①建立完整的随访机制,培养专科护理人员,增强对患者不良反应的专业指导和随访处理;②增加科普深度和渠道,加大力度给予患者信息支持,提高患者对疾病风险和辅助内分泌治疗获益的认识和理解,提高患者服药的信心;③门诊复查时,接诊医师应主动询问患者存在的顾虑,进行心理疏导并力所能及地帮助解决其存在的客观问题。

6. 间断后恢复用药　由于辅助内分泌治疗时限长,患者可能由于各种原因造成中断服药,应尽快恢复用药和维持足够的疗程。

7. 辅助内分泌治疗的耐药　原发性耐药:指早期乳腺癌术后辅助内分泌治疗2年内出现疾病复发转移。继发性耐药:指早期乳腺癌术后辅助内分泌治疗2年后至治疗结束1年内出现疾病复发转移。

参考文献

[1] FISHER B,COSTANDINO J P,WICKERHAM D L,et al. Tamoxifen for the prevention of breast cancer:current status of the National Surgical Adjuvant Breast and Bowel Project P-1 study. J Natl Cancer Inst,2005,97(22):1652-1662.

[2] MARGOLESE R G,CECCHINI R S,JULIAN T B,et al. Anastrozole versus tamoxifen in postmenopausal women

with ductal carcinoma in situ undergoing lumpectomy plus radiotherapy(NSABP B-35):a randomised,double-blind,phase 3 clinical trial. Lancet,2016,387(10021):849-856.

[3] DAVIES C,PAN H,GODWIN J,et al. Long-term effects of continuing adjuvant tamoxifen to 10 years versus stopping at 5 years after diagnosis of oestrogen receptor-positive breast cancer:ATLAS,a randomised trial. Lancet,2013,381(9869): 805-816.

[4] FERGUSON M J,DEWAR J A. Tamoxifen beyond 5 years patients'decisions regarding entry to the aTTom trial. Eur J Cancer,2002,38(14):1857-1859.

[5] OLIVIA P,MEREDITH M R,BARBARA A W,et al. Adjuvant exemestane with ovarian suppression in premenopausal breast cancer.NEJM,2014,371(2):107-118.

[6] FRANCIS P A,REGAN M M,FLEMING G F,et al. Adjuvant ovarian suppression in premenopausal breast cancer. NEJM, 2014,372(17):1672-1673.

[7] JACK C,IVANA S,MICHAEL B,et al. Effect of anastrozole and tamoxifen as adjuvant treatment for early-stage breast cancer:10-year analysis of the ATAC trial. Lancet Oncol, 2010,11(12):1135-1141.

[8] MEREDITH M R,PATRICK N,ANITA G H,et al. Assessment of letrozole and tamoxifen alone and in sequence for postmenopausal women with steroid hormone receptorpositive breast cancer:the BIG 1-98 randomised clinical trial at 8. 1 years median follow-up. Lancet Oncol,2011,12(12):1101-1108.

[9] CORNRLIS J H,DANIEL R,CAROLINE S,et al. Adjuvant tamoxifen and exemestane in early breast cancer(TEAM):a randomised phase 3 trial. Lancet,2011,377(9762):321-331.

第三节 辅助抗 HER2 靶向治疗

人表皮生长因子受体 2(human epidermal growth factor receptor,HER2)作为跨膜酪氨酸激酶受体,为人表皮生长因子受体家族的重要成员之一,表达在包括乳腺在内的多种组织表皮细胞的膜表面。20%～30% 的乳腺癌中 HER2 呈阳性,表现出免疫组化 HER2 过表达或荧光原位杂交 HER2 基因扩增,与低生存期、低无病生存期、高转移率及化疗/激素治疗抵抗相关。HER2阳性的乳腺癌患者应接受抗 HER2 靶向治疗。随着不同作用靶点及作用机制抗 HER2 新药的不断涌现,大分子单抗类药物如曲妥珠单抗、帕妥珠单抗,小分子酪氨酸激酶抑制剂类药物如奈拉替尼,ADC 类药物如恩美曲妥珠单抗显著改善了 HER2 阳性乳腺癌患者的预后。

一、辅助靶向治疗适应证

1. 原发浸润灶>1cm 的 HER2 阳性乳腺癌患者推荐使用曲妥珠单抗。

(1)NSABP B-31 和 NCCTG N9831 联合分析结果显示,与对照组相比,辅助化疗联用曲妥珠单抗在随访4 年时可降低 48% 复发率及 39% 死亡率。但对于曲妥珠单抗产生的心脏毒性必须谨慎。

(2)HERA 研究结果显示,与对照组相比,试验组患者复发风险可降低 46%,死亡风险降低 24%,心脏毒性位于可接受范围。中位随访 8 年结果显示,曲妥珠单抗使用 1 年与 2 年相比,DSF 无统计学差异。因此,曲妥珠单抗使用 1 年仍然是目前的标准治疗方案。

(3)BCIRG 006 研 究 随 访 65 个 月 结 果 显 示,AC-TH 组的 DFS 显著优于 AC-T 组,TCH 组的 DFS 较

对照组也有显著性差异。而 AC-TH 和 TCH 两组之间的 DFS 无显著性差异。在 OS 上,含曲妥珠单抗的 AC-TH 和 TCH 均优于对照组。TCH 组(9.4% 的患者 LVEF 下降幅度>10%)的心脏毒性明显低于 AC-TH 组。但 TCH 与 AC-TH 组相比,远处复发率更高。

(4) FinHer 研究中位随访 3 年结果显示,9 周短程曲妥珠单抗显著降低复发风险,但 OS 无显著差异。

(5) FNCLCC-PACS-04 研究显示,化疗序贯曲妥珠单抗并不能使患者 DFS 或 OS 获益。化疗与曲妥珠单抗同时使用比化疗后序贯曲妥珠单抗更为有效。

(6) NCCN 指南推荐曲妥珠单抗使用 1 年作为标准靶向治疗方案。曲妥珠单抗使用短于 1 年不如 1 年有效,长于 1 年效果与 1 年相似,并没有额外获益。

2. 原发浸润灶在 0.6～1cm 的 HER2 阳性、淋巴结阴性乳腺癌患者($T_{1b}N_0$)及肿瘤更小、但腋窝淋巴结有微转移的患者(pN_1m_i)建议使用曲妥珠单抗。

研究表明,原发灶≤1cm 的 HER2 阳性、淋巴结阴性的患者比 HER2 阴性的患者复发风险更高。APT 研究显示曲妥珠单抗可使肿瘤≤3cm 的 HER2 阳性、淋巴结阴性的乳腺癌患者 DFS 显著获益。

注:① HER2 阳性是指免疫组织化学法(+++),或荧光原位杂交法(fluorescence in situ hybridization,FISH)阳性;②经免疫组织化学法检测 HER2 为(++)的患者应进一步作 FISH,明确是否有基因扩增。

3. 具有高复发风险的 HER2 阳性早期乳腺癌患者,推荐辅助帕妥珠单抗与曲妥珠单抗双靶向治疗联合化疗。APHINITY 研究显示,帕妥珠单抗与曲妥珠单抗双靶向方案可以较曲妥珠单抗单靶向方案降低 24% 的疾病复发风险,6 年 IDFS 提高 2.8%(90.6% vs 87.8%),其中淋巴结阳性患者获益最多。

4. ExteNET 研究结果显示,在Ⅱ～Ⅲ期 HER2 阳性的乳腺癌患者中,完成曲妥珠单抗 1 年辅助靶向治疗后再口服 1 年的奈拉替尼治疗,与对照组相比,奈拉替尼组的 5 年 iDFS 提高 2.5%,其中激素受体阳性人群获益更大。

5. 新辅助治疗后达到 pCR 的患者,应继续完成 1 年的抗 HER2 治疗(曲妥珠单抗 ± 帕妥珠单抗),未达 pCR 的患者,接受 14 个周期的恩美曲妥珠单抗治疗。KATHERINE 研究显示对于 non-pCR 患者,中位随访 41 个月时,恩美曲妥珠单抗强化辅助治疗对比曲妥珠单抗显著降低了 50% 的复发风险,增加了 11.3% 的 IDFS 绝对获益。

二、辅助靶向治疗的禁忌证

1. 曲妥珠单抗相对禁忌证　①治疗前 LVEF <50%;②同期正在进行蒽环类药物化疗。

2. 帕妥珠单抗相对禁忌证　①同曲妥珠单抗; ②已知对本品过敏者禁用。

3. 奈拉替尼相对禁忌证　已知对本品过敏者禁用。

4. 恩美曲妥珠单抗相对禁忌证　已知对本品过敏者禁用。

三、辅助靶向治疗前沟通注意事项

1. 目前多项研究结果显示,对于 HER2/neu 蛋白过表达或基因扩增(HER2 阳性)的乳腺癌患者,采用 1 年曲妥珠单抗 ± 帕妥珠单抗辅助治疗可以降低乳腺癌的复发率。

2. 曲妥珠单抗是一种生物靶向制剂,经 10 年以上的临床应用证实其不良反应少,但其中较严重的不良反应是当其与蒽环类药物联合应用会增加充血性心力衰竭的概率。在曲妥珠单抗基础上联合帕妥珠单抗并不会增加额外的毒性。

四、辅助靶向治疗前准备

1. 精确的 HER2 检测。建议将浸润性乳腺癌组织的石蜡标本(蜡块或白片)送往国内有条件的病理科进行复查。

2. 心功能检查(心脏超声或核素扫描,以前者应用更为普遍)。

3. 签署治疗知情同意书。

五、辅助靶向治疗方案和注意事项

1. 曲妥珠单抗 6mg/kg(首次剂量 8mg/kg)每 3 周方案,或 2mg/kg(首次剂量 4mg/kg)每周方案联合或不联合帕妥珠单抗 420mg(首次剂量 840mg)每 3 周方案。目前暂推荐的治疗时间为 1 年,可与化疗同时使用或化疗后序贯使用。6 个月曲妥珠单抗的短期疗程并未证实其疗效相当,2 年的疗程未得到更佳的预后获益,故均暂不推荐。

2. 担忧心脏毒性者可选择心脏毒性较低的 TCH 方案,低复发风险者(对应人群可参考 APT 临床试验)可以选择紫杉醇周疗加曲妥珠单抗。

3. 首次治疗后观察 4～8 小时。

4. 与蒽环类药物同期应用须慎重。

5. 在靶向治疗前及治疗期间均需监测 LVEF,每 3 个月监测 1 次。治疗中若出现 LVEF<50% 或较基线下降幅度超过 15%,应暂停治疗并跟踪监测 LVEF 结果,直至恢复至 50% 以上方可继续用药。若不恢复,或继续恶化或出现心力衰竭症状则应当终止曲妥珠单抗治疗。

6. 在心脏功能检测正常范围内,辅助曲妥珠单抗

±帕妥珠单抗和术后放疗可以同时给予,在治疗过程中需要严格控制心脏的照射体积和剂量。目前尚没有完善的心脏体积剂量推荐标准,根据已发表的同期曲妥珠单抗和左侧乳房／胸壁±区域淋巴结放疗的回顾性分析,心脏平均剂量不超过 6Gy 应该是安全的范围,可作为参考。

7. 奈拉替尼推荐剂量为 240mg(1 次 /d),口服,进餐时服用。奈拉替尼需要在曲妥珠单抗治疗结束后一年内开始治疗,并持续一年。最常见的副作用为腹泻,可使用洛哌丁胺进行预防,如出现较为严重的腹泻,可减少剂量或停止治疗。

8. 恩美曲妥珠单抗 3.6mg/kg,每 3 周方案。早期乳腺癌患者辅助治疗至 14 个周期。血小板减少是恩美曲妥珠单抗的常见不良反应,通常表现为一过性血小板减少,建议临床使用恩美曲妥珠单抗时,应常规监测血小板动态变化,即时进行干预和治疗。

六、常用辅助靶向治疗方案

AC → wTH(P)方案:

多柔比星 60mg/m^2 i.v. 第 1 天

环磷酰胺 600mg/m^2 i.v. 第 1 天

21 天为 1 个周期,共 4 个周期

序贯以紫杉醇 80mg/m^2 i.v. 1 小时周疗,共 12 周

联合曲妥珠单抗首剂 4mg/kg i.v.,第 1 周,以后每次曲妥珠单抗 2mg/kg,i.v. 每周 1 次,共完成 1 年。也可在紫杉醇化疗后,改变曲妥珠单抗给药方式为 6mg/kg i.v.,每 3 周 1 次,共完成 1 年。在曲妥珠单抗基础上联合或不联合帕妥珠单抗,首剂 840mg,之后 420mg i.v. 每 3 周 1 次,共完成 1 年。在靶向治疗前及治疗期间需监测 LVEF。

ddAC → TH(P)方案：

多柔比星 60mg/m^2 i.v. 第 1 天

环磷酰胺 600mg/m^2 i.v. 第 1 天

14 天为 1 个周期，共 4 个周期

序贯以紫杉醇 175mg/m^2 i.v.，3 小时，每 14 天为 1 个周期，共 4 个周期

联合曲妥珠单抗首剂 4mg/kg i.v.，第 1 周，以后每次曲妥珠单抗 2mg/kg，i.v. 每周 1 次，共完成 1 年。也可在紫杉醇化疗后，改变曲妥珠单抗给药方式为 6mg/kg i.v.，每 3 周 1 次，共完成 1 年。在曲妥珠单抗基础上联合或不联合帕妥珠单抗，首剂 840mg，之后 420mg i.v. 每 3 周 1 次，共完成 1 年。在靶向治疗前及治疗期间需监测 LVEF（所有周期均用 G-CSF 支持）。

TCbH(P)方案：

多西他赛 75mg/m^2 i.v. 第 1 天

卡铂 AUC=6 i.v. 第 1 天

21 天为 1 个周期，共 6 个周期

联合曲妥珠单抗首剂 4mg/kg i.v.，第 1 周

序贯曲妥珠单抗 2mg/kg i.v.，每周 1 次，共 17 周

序贯曲妥珠单抗 6mg/kg i.v.，每 3 周 1 次，完成 1 年

或联合曲妥珠单抗首剂 8mg/kg i.v.，第 1 周

序贯曲妥珠单抗 6mg/kg i.v.，每 3 周 1 次，完成 1 年

在曲妥珠单抗基础上联合或不联合帕妥珠单抗，首剂 840mg，之后 420mg i.v. 每 3 周 1 次，共完成 1 年。

在靶向治疗前及治疗期间需监测 LVEF。

AC → TH(P)方案：

多柔比星 60mg/m^2 i.v. 第 1 天

环磷酰胺 600mg/m^2 i.v. 第 1 天

21 天为 1 个周期，共 4 个周期

序贯以多西他赛 100mg/m^2 i.v. 第 1 天

21 天为 1 个周期,共 4 个周期

联合曲妥珠单抗首剂 4mg/kg i.v.,第 1 周,以后每次曲妥珠单抗 2mg/kg,i.v. 每周 1 次,共 11 周序贯曲妥珠单抗 6mg/kg iv,每 3 周 1 次,完成 1 年。在曲妥珠单抗基础上联合或不联合帕妥珠单抗,首剂 840mg,之后 420mg i.v. 每 3 周 1 次,共完成 1 年。

在靶向治疗前及治疗期间需监测 LVEF。

TC4H 方案：

多西他赛 75mg/m^2 i.v. 第 1 天

环磷酰胺 600mg/m^2 i.v. 第 1 天

21 天为 1 个周期,共 4 个周期

联合曲妥珠单抗首剂 4mg/kg i.v.,第 1 周

序贯曲妥珠单抗 2mg/kg i.v.,每周,共 11 周

序贯曲妥珠单抗 6mg/kg i.v.,每 3 周,完成 1 年

或联合曲妥珠单抗首剂 8mg/kg i.v.,第 1 周

序贯曲妥珠单抗 6mg/kg i.v.,每 3 周,完成 1 年

在靶向治疗前及治疗期间需监测 LVEF。

PH 方案：

紫杉醇 80mg/m^2 i.v. 1 小时,每周 1 次,共 12 周

联合曲妥珠单抗首剂 4mg/kg i.v.,第 1 周

序贯曲妥珠单抗 2mg/kg,i.v. 每周 1 次,共完成 1 年。也可在紫杉醇化疗后,改变曲妥珠单抗给药方式为 6mg/kg i.v.,每 3 周 1 次,共完成 1 年。在靶向治疗前及治疗期间需监测 LVEF。

参考文献

[1] BURSTEIN H J. The distinctive nature of HER2-positive breast cancers. N Engl J Med,2005,353(16):1652-1654.

[2] PEREZ E A,ROMOND E H,SUMAN V J,et al. Four-year

follow-up of trastuzumab plus adjuvant chemotherapy for operable human epidermal growth factor receptor 2-positive breast cancer:joint analysis of data from NCCTG N9831 and NSABP B-31. J Clin Oncol,2011,29(25):3366-3373.

[3] PEREZ E A,SUMAN V J,DAVIDSON N E,et al. Cardiac safety analysis of doxorubicin and cyclophosphamide followed by paclitaxel with or without trastuzumab in the North Central Cancer Treatment Group N9831 adjuvant breast cancer trial. J Clin Oncol,2008,26(8):1231-1238.

[4] GEYER CE J,JL B,AL R E. Update of cardiac dysfunction on NSABP B-31,a randomized trial of sequential doxorubicin/ cyclophosphamide(AC)->paclitaxel(T)vs. AC->T with trastuzumab(H). J Clin Oncol,2006,24(18_suppl):23S-23S.

[5] GOLDHIRSCH A,PICCARTGEBHART M,PROCTER M. HERA TRIAL:2 years versus 1 year of trastuzumab after adjuvant chemotherapy in women with HER2-positive early breast cancer at 8 years of median follow up. Md Conference Express,2013,12(24 Supplement):9-10.

[6] SMITH I,PROCTER M,GELBER R D,et al. 2-year follow-up of trastuzumab after adjuvant chemotherapy in HER2-positive breast cancer:a randomised controlled trial. Lancet,2007,369 (9555):29-36.

[7] SLAMON D,EIERMANN W,ROBERT N,et al. Adjuvant trastuzumab in HER2-positive breast cancer. N Engl J Med, 2011,365(14):1273-1283.

[8] JOENSUU H,KELLOKUMPU-LEHTINEN P L,BONO P,et al. Adjuvant docetaxel or vinorelbine with or without trastuzumab for breast cancer. N Engl J Med,2006,354(8):809-820.

[9] SPIELMANN M,ROCHE H,DELOZIER T,et al. Trastuzumab for patients with axillary-node-positive breast cancer:results of

the FNCLCC-PACS 04 trial. J Clin Oncol,2009,27(36):6129-6134.

[10] GONZALEZ-ANGULO A M,LITTON J K,BROGLIO K R,et al. High risk of recurrence for patients with breast cancer who have human epidermal growth factor receptor 2-positive,node-negative tumors 1 cm or smaller. J Clin Oncol,2009,27(34):5700-5706.

[11] CHIA S,NORRIS B,SPEERS C,et al. Human epidermal growth factor receptor 2 overexpression as a prognostic factor in a large tissue microarray series of node-negative breast cancers.J Clin Oncol,2008,26(35):5697-5704.

[12] TOLANEY S M,BARRY W T,DANG C T,et al. Abstract S 1-04:A phase II study of adjuvant paclitaxel(T)and trastuzumab(H)(APT trial)for node-negative,HER2-positive breast cancer(BC). Cancer Research,2014,73(24 Supplement):S1-04-S1-04.

[13] PICCART M,PROCTER M,FUMAGALLI D,et al. Adjuvant pertuzumab and trastuzumab in early HER2-positive breast cancer in the aphinity trial:6 years' follow-up. J Clin Oncol,2021,39(13):1448-1457.

[14] MARTIN M,HOLMES F A,EJLERTSEN B,et al. Neratinib after trastuzumab-based adjuvant therapy in HER2-positive breast cancer(ExteNET):5-year analysis of a randomised,double-blind,placebo-controlled,phase 3 trial. Lancet Oncol,2017,18(12):1688-1700.

[15] VON MINCKWITZ G,HUANG C S,MANO M S,et al. Trastuzumab emtansine for residual invasive HER2-positive breast cancer. N Engl J Med,2019,380(7):617-628.

第四章 乳腺癌新辅助治疗原则及规范

第一节 新辅助化疗

一、新辅助化疗的定义和临床意义

（一）新辅助化疗的定义

新辅助化疗是指未发现远处转移的乳腺癌患者，在计划中的手术治疗或手术加放疗的局部治疗前，以全身化疗作为乳腺癌的第一步治疗，先完成化疗，再行手术治疗。新辅助化疗是相对于乳腺癌术后的辅助化疗而得名。

（二）新辅助化疗的临床意义

1. 乳腺癌新辅助化疗的目的应该从实际的临床需求出发，以治疗目的为导向，可以使肿瘤降期以利于手术，或变不可手术为可手术。

2. 对于肿瘤较大且有保乳意愿的患者可以提高保乳率，新辅助化疗可以提高保乳率，通过提高新辅助治疗效果、严格掌握保乳适应证、遵照保乳手术规范的综合治疗将不可保乳的乳腺癌降期为可保乳的乳腺癌。

3. 不可保腋窝的乳腺癌有机会降期为可保腋窝，中国专家对此持审慎观点，认为实际操作过程中存在前哨淋巴结活组织检查（sentinel lymph node biopsy，SLN）评估假阴性率高、长期安全性数据不足等风险，并不常规推荐将已证实转移的区域淋巴结进行降期保腋窝作为新辅助化疗的目的。

4. 新辅助化疗可观察到化疗前、后肿瘤的影像学变化、病理学指标(如 Ki-67)的变化和治疗后肿瘤残留病灶病理评估指标等,获得体内药物敏感性的相关信息,若新辅助能达到 pCR,则预示较好的远期效果(pCR 和长期预后相关性较强的是三阴性和 HER2 阳性乳腺癌);如未能达到 pCR,可以指导后续强化治疗方案以期改善患者预后。

二、新辅助化疗的适宜人群

推荐进行组织病理学诊断,并检测 ER、PR、HER2 及 Ki-67 等免疫组织化学指标,不推荐将细胞学检查作为病理诊断标准。根据新辅助治疗的目的可分为必选人群和优选人群。

1. 必选人群是以临床降期为目的,降期后手术的患者(如局部晚期不可手术、主观上强烈要求降期保乳和降期保腋窝者)。

2. 优选人群是能获得体内药敏信息,从而指导后续治疗的患者(如具有一定肿瘤负荷的 HER2 阳性 / TNBC 者新辅助 non-pCR 后可予以辅助强化治疗)。

三、新辅助化疗的禁忌证

1. 未经组织病理学确诊的乳腺癌患者。

2. 妊娠早期女性为绝对禁忌;妊娠中期女性患者应慎重选择化疗。

3. 心血管、肝肾功能显著损害者。

4. 原位癌成分太多造成无法确认浸润性癌的大小或无法临床评估疗效者需谨慎使用。

5. 肿瘤的范围难以界定者。

6. 患者拒绝术前新辅助治疗。

7. 有严重感染、高热、水电解质及酸碱平衡紊乱的患者。

8. 骨髓储备不足,治疗前中性粒细胞<$1.5×10^9$/L,血小板<$75×10^9$/L 者。

四、新辅助化疗前沟通注意事项

1. 告知化疗的必要性、临床意义和不良反应,签署化疗知情同意书。

2. 绝经前女性接受生育咨询,明确有无妊娠,是否需要卵巢保护、辅助生殖,并嘱化疗期间避孕。

3. 接受有效的新辅助化疗之后,即便肿瘤完全消失(影像学检查及临床查体均无可测量病灶),也必须接受手术治疗,并根据手术前后病理结果决定下一步辅助治疗的方案。

五、新辅助化疗前准备

(一) 明确临床 TNM 分期和测量肿瘤基线

1. 乳腺肿瘤 T 分期及病理学诊断 病灶基线体检,通过乳房超声、乳腺 X 线、乳腺 MRI 精确测量乳腺原发灶的最长径(多个肿块时,T 分期取肿块最大者为标准,肿瘤基线取多个肿块最大径之和);乳腺 MRI 准确率可达 84%,有条件的新辅助患者应接受乳腺 MRI 检查。可疑乳腺癌肿物行空心针穿刺活检,明确肿瘤性质、类型、分级等组织病理诊断,通过免疫组化(ER、PR、HER2、Ki-67 等)明确分子分型并指导新辅助治疗方案。如 HER2(++)需行 FISH 检测,明确 HER2 基因是否扩增(对新辅助化疗后,疗效达 pCR 的患者,确诊时空心针穿刺的组织是明确乳腺癌分子分型的唯一来源)。

2. 淋巴结 N 分期及目标病灶基线测量　影像学检查腋窝、内乳区、锁骨上下区淋巴结的最长径为基线(多个淋巴结时,取其短径≥1.5cm 的淋巴结为目标病灶,基线取多个目标病灶的淋巴结最长径之和)。临床腋窝淋巴结可疑转移的患者,肿大的淋巴结应在新辅助治疗之前进行细针穿刺细胞学或空心针活检。当前专家组推荐对于临床淋巴结阴性拟行新辅助治疗的患者,在新辅助治疗后行前哨淋巴结活检手术。

3. 明确 M 分期及全身转移状况　胸部 CT(平扫或增强)及颈部、腹部超声检查(或者颈胸腹部增强 CT),必要时联合行脑 MRI、骨 ECT 检查,或 PET-CT 检查。脑 MRI 或 PET-CT 尽管具有一定的提示意义,但并非新辅助治疗的常规推荐检查项目。如发现远处转移灶,则按首诊Ⅳ期乳腺癌指南进行治疗。

(二)乳腺癌原发灶范围标记

1. 置入标记夹(marker clip)法　治疗开始前在超声引导或 X 线或 MRI 引导下在定位目标肿瘤中心放置 1 枚标记夹,可以在后续治疗过程中根据病灶变化情况(如筛状退缩为数个病灶)再置入新的标记夹。

2. 纹身标记法　若无条件放置定位标记夹,可在新辅助化疗前根据肿块大小和影像学,对肿瘤表面皮肤进行标记(如纹身定位)作为肿瘤在乳房表面皮肤的投影,对化疗后瘤床定位及范围判断有一定帮助,为化疗后手术切除范围提供参考。拟行保乳手术患者的新辅助化疗前定位尤为重要。

(三)评估患者各系统功能状态

包括血常规、肝肾功能、心电图。推荐考虑基线心功能检查(如心脏超声检测 LVEF)。综合分析患者对化疗的耐受能力及有无化疗的禁忌证。

六、新辅助化疗方案与注意事项

应当依据患者乳腺癌分子分型、药物的可获得性、患者的个体情况进行新辅助化疗方案的设计。提高 ORR 和 pCR 率是新辅助化疗的重要目标之一。

1. 对于 HR 阳性 /HER2 阴性的乳腺癌患者,有降期或保乳等需求的,如无须术后病理资料和 / 或肿瘤特异性基因检测就可以判断需要接受术后辅助化疗,优先推荐辅助化疗方案提前到新辅助阶段。

2. 对于拟新辅助治疗的 HER2 阳性乳腺癌患者,应采用曲妥珠单抗联合帕妥珠单抗进行新辅助治疗,优选的化疗配伍为紫杉类药物联合卡铂(TCbHP、PCbHP),而蒽环类药物序贯紫杉类药物也是一种可选的方案(EC-THP)。不能耐受或不愿接受化疗的患者,HR 阳性 /HER2 阳性可考虑内分泌治疗联合抗 HER2 治疗,HR 阴性 /HER2 阳性可考虑单纯抗 HER2 治疗。

3. 对于拟新辅助治疗的三阴性乳腺癌患者,推荐含蒽环类药物和紫杉类药物的常规方案(EC-T、EC-P)。铂类可作为三阴性患者新辅助治疗方案的一部分(TCb、PCb 或 EC-TCb、EC-PCb),以增加肿瘤退缩的概率和 pCR 的可能性,但是否添加铂类应该权衡潜在的获益与风险。存在 BRCA1/2 致病或疑似致病性突变的患者优先推荐选择含铂的治疗方案。

4. 很多化疗方案在术前治疗中会体现效果,一般而言,在辅助治疗中推荐的化疗方案也可以考虑用于新辅助治疗,详细方案见辅助化疗。

5. 注意事项

(1)在我国日常临床实践中,用吡柔比星或表柔比星代替多柔比星也是可行的(表柔比星与多柔比星的剂量换算比值为 1.8∶1,吡柔比星一般参照多柔比星相同的剂量换算）。含蒽环类药物化疗方案可给予右雷佐生预防蒽环类药物的心脏毒性。

（2）不含蒽环类药物的联合化疗方案，适用于老年、蒽环类药物禁忌或不能耐受的患者。

（3）在门诊病历和住院病史中应记录患者当时的身高、体重及体表面积，并给出药物的每平方米体表面积剂量强度。

（4）首次给药剂量应按推荐剂量使用，若有特殊情况需调整时不得低于推荐剂量的 85%，后续给药剂量应根据患者的具体情况和初始治疗后的不良反应，可以 1 次下调 20%～25%。每个新辅助化疗方案一般仅允许剂量下调 2 次。

（5）评估化疗有效推荐手术前完成计划化疗方案的周期数。

七、新辅助化疗的疗效评估

1. 疗效评价标准　推荐实体肿瘤疗效评价（response evaluation criteria in solid tumor，RECIST）标准或 WHO 标准。疗效分为完全缓解（complete response，CR）、部分缓解（partial response，PR）、疾病稳定（stable disease，SD）和疾病进展（progressive disease，PD）。

2. 疗效评估方法

（1）可根据新辅助治疗中疗效评估结果决定后续新辅助治疗方案执行既定计划或是进行方案调整。新辅助治疗期间应重视早期疗效的评估和判断，建议在治疗第 1 个周期的最后 1 天亦即计划第 2 个周期治疗之前，进行细致的临床体检，初步了解治疗后的反应，如果肿瘤明确增大，要考虑早期进展的可能。

（2）新辅助化疗前后的影像学检查方法应该一致，推荐首选 MRI 评估。在化疗 2 周期末，即准备第 3

周期治疗之前全面评估疗效。每化疗 2～3 个周期疗效评估 1 次。

（3）当影像学评估为显著增大的 SD 或 PD 时，可根据当时肿瘤负荷是否为可手术状态、化疗药物的耐受情况，必要时再次病理穿刺活检评估的结果，建议更换新辅助治疗方案或改为手术治疗。

（4）对影像学评估 CR 或 PR 或未显著增大的 SD 的患者，目前推荐完成既定新辅助化疗周期数，即便肿瘤缩小明显，也应完成原计划疗程（除非不能耐受），避免因化疗有效而临时中断新辅助治疗、立即手术的情况。推荐新辅助治疗总疗程数为 6～8 个周期，以达到最佳且充分的新辅助治疗效果。

（5）根据新辅助治疗结束后的病理评估结果决定后续的辅助治疗方案，对未达到 pCR 的患者，尤其是三阴性及 HER2 阳性乳腺癌患者，可使用辅助强化治疗。

八、新辅助化疗降期后的处理

（一）手术治疗

1. 乳房手术　可根据个体情况选择保留乳房或全乳切除±乳房重建术。

2. 腋窝淋巴结处理　新辅助化疗前，腋窝淋巴结穿刺证实为转移或者前哨淋巴结有转移，大多数中国专家建议即使降期仍需谨慎行 SLNB 以替代腋窝清扫。新辅助治疗后腋窝 SLNB 若有宏转移或微转移，以及新辅助治疗前 T4 或 N2/3 的患者一般都推荐行腋窝清扫。

（二）新辅助化疗后病理检查及病理学疗效

1. pCR 的定义　病理学完全缓解的定义代表乳腺浸润性癌和淋巴结（ypT0 ypN0 和 ypT0/is ypN0）肿瘤全部消失，与无事件生存期和总生存期具有密切相关性,对侵袭性肿瘤亚型是最有价值的预后因素。

2. 病理形态学改变　由于新辅助化疗后肿瘤细胞的变化、间质的改变及肿瘤的退缩,残余肿瘤病灶的大体表现与未经化疗的肿瘤不同,可以表现为明确肿块,肿块也可被边界不清的纤维化区域所替代。瘤床的正确辨认需要结合对化疗前肿块位置和大小的描述,还需要在查看大体标本时仔细观察和触摸。影像学技术可有助于判断瘤床情况。为了更好地进行病理评估,临床医师应该提供如下信息:化疗前的组织学诊断、免疫组织化学检测结果、化疗前病变的位置和大小、新辅助化疗情况、对新辅助化疗疗效的临床和影像学判断、腋窝淋巴结状态等。将标记夹标记的肿瘤位置在标本上明确标记处理,以便于病理医生快速精准取材。

3. 残存肿瘤组织分子分型改变　组织学分级,ER、PR 及 HER2,Ki-67 等免疫组化结果可供参考。无论是术前还是术后获得的病理资料,只要出现 1 次 ER、PR 或 HER2 阳性,就可以给予相应的内分泌治疗或抗 HER2 靶向治疗。

(三) 术后辅助治疗

1. 新辅助治疗结束后的疗效评估结果决定后续的辅助治疗方案,对未达到 pCR 的患者(已完成足疗程的新辅助治疗),尤其是三阴性乳腺癌患者,可考虑术后追加 6～8 个疗程卡培他滨治疗(采用单药铂类或其他静脉化疗的强化方案目前证据不足);HER2 阳性患者,优先考虑采用 T-DM1(每 3 周 1 次,共 14 次)强化辅助治疗的方式,不可及 T-DM1 时可采用含 TKI 方案予以辅助强化,部分专家认为可依据新辅助治疗的反应性[如术后米勒 - 佩恩(Miller-Payne,MP)分级,残余肿瘤负担(residual cancer burden,RCB)分级等]以及患者情况(治疗费用和毒副反应)协助判断选用何种方式更佳。ExteNET 试验显示特定人群(主要是 HR 阳性、HER2 阳性且淋巴结转移的患者)奈拉替尼延长治疗 1 年可进一步降低复发风险。对于 HR 阳性的患者,需要给予内分泌治疗,内分泌治疗是否需要强化,以及强化的方式依据患者新辅助治疗的反应性和整体临床病理情况进行综合评估。

2. 术后辅助放疗推荐根据化疗前的肿瘤临床分期来决定是否需要辅助放疗以及放疗范围。放疗范围根据病情靶区可包括全胸壁和锁骨上、锁骨下范围,临床上内乳有累及或者临床上高度怀疑内乳可能会累及者需行内乳放疗。

参考文献

[1] RING A, WEBB A, ASHLEY S, et al. Is surgery necessary after Complete clinical remission following neoadjuvant chemotherapy for early breast cancer? J Clin Oncol, 2003, 21 (24): 4540-4545.

[2] 徐兵河. 乳腺癌. 北京: 北京大学医学出版社, 2005.

[3] GIANNI L, BASELGA J, EIERMANN W, et al. Feasibility and tolerability of sequential doxorubicin/paclitaxel followed by cyclophosphamide, methotrexate, and fluorouracil and its effects on tumor response as preoperative therapy. Clin Cancer Res, 2005, 11 (24 Pt 1): 8715-8721.

[4] BEAR H D, ANDERSON S, SMITH R E, et al. Sequential preoperative or postoperative docetaxel added to preoperative doxorubicin plus cyclophosphamide for operable breast cancer: National Surgical Adjuvant Breast and Bowel Project Protocol B-27. J Clin Oncol, 2006, 24 (13): 2019-2027.

［5］ADAMS S，CHAKRAVARTHY A B，DONACH M，et al. Preoperative concurrent paclitaxel-radiation in locally advanced breast cancer：pathologic response correlates with five-year overall survival. Breast Cancer Res Treat，2010，124（3）：723-732.

［6］CORTAZAR P，ZHANG L，UNTCH M，et al. Pathological complete response and long-term clinical benefit in breast cancer：the CTNeoBC pooled analysis. Lancet，2014，384（9938）：164-172.

［7］HURVITZ S A，MARTIN M，JUNG K H，et al.Neoadjuvant trastuzumab emtansine and pertuzumab in human epidermal growth factor receptor 2-positive breast cancer：three-year outcomes from the phase Ⅲ KRISTINE Study. J Clin Oncol，2019，37（25）：2206-2216.

［8］GIANNI L，PIENKOWSKI T，IM Y H，et al. 5-year analysis of neoadjuvant pertuzumab and trastuzumab in patients with locally advanced，inflammatory，or early-stage HER2-positive breast cancer（NeoSphere）：a multicentre，open-label，phase 2 randomised trial.Lancet Oncol，2016，17（6）：791-800.

［9］SLAMOND，EIERMANN W，ROBERT N，et al. Adjuvant trastuzmab in HER2-positive breastcancer. N Engl J Med，2011，365（14）：1273-1283.

［10］PATEL J，JENKINS S.A technique for marking oncological breast tissue specimens. Ann Med Surg，2016，7：7-8.

［11］THERASSEP，ARBUCK S G，EISENHAUER E A，et al.New guidelines to evaluate the response to treatment in solid tumors. J Natl Cancer Inst，2000，92（3）：205-216.

［12］《乳腺癌新辅助化疗后的病理诊断专家共识》编写组．乳腺癌新辅助化疗后的病理诊断专家共识．中华病理学杂志，2015，44（4）：232-236.

第二节　新辅助内分泌治疗

　　新辅助治疗是乳腺癌治疗的重要组成部分之一，对于 HER2 阳性及三阴性乳腺癌，新辅助化疗（NCT）不仅可以达到降期、保乳的目的，还可以使 50%～60% 的患者达到病理学完全缓解（pCR），显著降低该部分患者的复发风险，同时对于存在肿瘤残留的患者有助于制订更精准的辅助治疗方案改善生存。而 HR 阳性/HER2 阴性的乳腺癌患者，对新辅助化疗并不敏感，pCR 率仅 10%～20%，而较大的化疗毒副反应进一步降低患者的获益。对于这部分患者，新辅助内分泌治疗（NET）成为可选策略。荟萃分析表明：与新辅助化疗相比，新辅助内分泌治疗能够达到相似疗效甚至更佳，同时药物相关不良反应少，耐受性好。因此新辅助内分泌治疗成为部分 HR 阳性/HER2 阴性患者的临床选择。当然不可否认，新辅助内分泌治疗存在很多尚未解决的问题，成为限制其广泛应用的瓶颈。

一、新辅助内分泌治疗的适宜人群

　　内分泌治疗是激素受体阳性乳腺癌重要的治疗方案，有超过 60% 的乳腺癌为激素受体阳性。新辅助内分泌治疗可以预测患者对内分泌治疗的敏感程度，优化患者的内分泌治疗选择。根据 NCCN 指南，推荐新辅助内分泌治疗用于激素受体强阳性的、有合并症的、无法耐受化疗的、不能手术的，或低危（Ki-67 低水平、Oncotype DX 低评分）的 HR 阳性/HER2 阴性乳腺癌患者。国内一般推荐对需要术前新辅助治疗且无法耐受化疗、不适合或无须即刻手术的、激素受体强阳性 HER2 阴性的绝经后患者考虑新辅助内分泌治疗。因此新辅助内分泌治疗的适宜人群是因各种原因无法接受或耐受术前化疗的激素依赖性绝经后乳腺癌患者。绝经前乳腺癌患者术前内分泌治疗与术前化疗比较的临床研究结果尚有限,目前原则上不推荐对绝经前患者采用术前内分泌治疗;对于新辅助化疗疗效欠佳且未达到新辅助治疗目标的 HR 阳性 /HER2 阴性绝经前患者,可考虑新辅助内分泌治疗。

二、新辅助内分泌治疗的目的

临床实践中新辅助内分泌治疗的目的更多是基于手术治疗的考量:①将不可手术乳腺癌降期为可手术乳腺癌;②对于肿瘤较大且有保留乳房意愿的患者可以降期保留乳房。而在临床试验中新辅助内分泌治疗也可作为新药研发、预测标志物探索和耐药机制研究的平台。

三、新辅助内分泌治疗常用药物与原则

1. 他莫昔芬　他莫昔芬是最早应用于新辅助内分泌治疗的药物,但 P024 等研究证实芳香化酶抑制剂在临床有效率和保乳率方面优于他莫昔芬,因此目前在临床实践中他莫昔芬不作为首选的新辅助内分泌治疗药物。仅在对第三代芳香化酶抑制剂类药物不耐受(如对芳香化酶抑制剂过敏,或出现严重骨相关不良反应等)的患者中考虑使用他莫昔芬。

2. 芳香化酶抑制剂　绝经后激素受体阳性的患者首选第三代芳香化酶抑制剂类药物作为新辅助内分泌治疗方案,包括阿那曲唑 1mg/d、来曲唑 2.5mg/d、依西美坦 25mg/d,ACOSOG-Z1031 研究比较了三种 AI 在新辅助内分泌治疗中的疗效,结果提示三种 AI 疗效相当。部分不适合芳香化酶抑制剂的患者也可考虑氟维

司群。如果绝经前激素受体阳性患者进行新辅助内分泌治疗,应该选择卵巢功能抑制联合芳香化酶抑制剂。

3. 氟维司群 ALTERNATE 等研究结果显示在 ER 阳性/HER2 阴性绝经后局部晚期乳腺癌中,单药氟维司群或联合芳香化酶抑制剂并不优于单药芳香化酶抑制剂。因此,氟维司群也不作为 NET 的首选推荐。仅在 AI 不能耐受的情况下考虑使用。

4. CDK4/6 抑制剂 在 ER 阳性/HER2 阴性晚期乳腺癌患者中,内分泌治疗联合 CDK4/6 抑制剂已经成为一线优选推荐。在新辅助内分泌治疗阶段,三种 CDK4/6 抑制剂(哌柏西利、瑞波西利、阿贝西利)也有众多临床试验的探索。截至目前,一系列已经公布的研究结果显示,与单药内分泌治疗相比,内分泌治疗联合靶向 CDK4/6 抑制剂可以更明显降低 Ki-67 指数和获得更高的 CCCA(完全细胞周期阻滞,定义为第 2 周 Ki-67 评分≤2.7%),但联合方案造成的增殖指数的改变能否转化为临床获益仍存在争议。所以,现阶段内分泌治疗联合 CDK4/6 抑制剂也不作为新辅助内分泌治疗的首选方法,可考虑入组临床研究。

5. 其他靶向药物 如 mTOR 抑制剂、PIK3CA 抑制剂。PI3K‐AKT‐mTOR 信号通路的调控与乳腺癌的内分泌耐药机制相关,相关研究显示在内分泌治疗基础上增加 mTOR 抑制剂或者 PIK3CA 抑制剂可以提高客观缓解率,但仍需要进一步大样本的临床研究,目前不推荐使用。

6. 行新辅助内分泌治疗的患者,应每 2 个月进行一次疗效评价(临床体检及影像学指标)。评价指标常使用临床缓解率(clinical response rate,cRR),包括病理学完全缓解(pathological complete response,pCR)率和保乳率(breast conservation rate,BCR)等。

7. 采用新辅助内分泌治疗有效且可耐受的患者，可持续治疗直至达到最大获益；一般建议不超过 6 个月。

8. 考虑到内分泌治疗可能会影响肿瘤细胞对化疗的敏感性，原则上不推荐新辅助内分泌治疗与新辅助化疗联合使用。

9. HR 阳性 /HER2 阳性患者进行新辅助治疗可以考虑内分泌加靶向联合治疗。

四、新辅助内分泌治疗的注意事项

1. 新辅助治疗前的准备工作至关重要，既要包括肿瘤的信息，也要了解患者的全身状况，同时为了后续手术操作更要做好定位和标记。完善的相关检查包括血常规、生化等检查、影像学检查（彩超、钼靶、MRI）、组织学检查、免疫组化信息（ER、PR、HER2、Ki-67）及全身检查，同时还有做好瘤床的标记便于后续手术操作。

2. 术后辅助治疗　行术前新辅助内分泌治疗的患者，术后仍可继续进行辅助内分泌治疗来控制疾病复发或转移。

3. 疗效评价　关于新辅助内分泌治疗的疗效评价，尚没有肯定的标准来判断，目前最常用的评价疗效的指标是 cRR 和 BCR。治疗前取得原发肿瘤及腋窝淋巴结等可测量病灶大小的数据并记录，采用 RECIST 标准评价疗效。而内分泌治疗的 pCR 率一般较低，较少用于评价疗效。另外，几项大型临床研究结果均表明，Ki-67 作为一个重要的肿瘤增殖指数，不仅可以反映激素受体阳性乳腺癌新辅助内分泌治疗前后肿瘤增殖变化，还可以反映预后。治疗过程中（通常用药 2～4 周后）的 Ki-67 水平变化程度能够预测乳腺癌患者的无复发生存率，而治疗前 Ki-67 水平与预后无关。

除此之外,也有研究表明,PEPI 指数和 21 基因评分等用来作为新辅助内分泌治疗的预测工具,也取得了理想的效果,但由于数据较少,暂时不做推荐。

参考文献

[1] SPRING L M,GUPTA A,REYNOLDS K L,et al. Neoadjuvant Endocrine Therapy for Estrogen Receptor-Positive Breast Cancer:A Systematic Review and Meta-analysis. Jama Oncol, 2016,2(11):1477-1486.

[2] ELLIS M J,TAO Y,LUO J,et al. Outcome prediction for estrogen receptor-positive breast cancer based on postneoadjuvant endocrine therapy tumor characteristics. J Natl Cancer Inst, 2008,100(19):1380-1388.

[3] SMITH I E,DOWSETT M,EBBS S R,et al. Neoadjuvant treatment of postmenopausal breast cancer with anastrozole, tamoxifen,or both in combination:the Immediate Preoperative Anastrozole,Tamoxifen,or Combined with Tamoxifen(IMPACT) multicenter double-blind randomized trial. J Clin Oncol,2005, 23(22):5108-5116.

[4] ELLIS M J,SUMAN V J,HOOG J,et al. Randomized Phase Ⅱ Neoadjuvant Comparison Between Letrozole,Anastrozole, and Exemestane for Postmenopausal Women With Estrogen Receptor-Rich Stage 2 to 3 Breast Cancer:Clinical and Biomarker Outcomes and Predictive Value of the Baseline PAM50-Based Intrinsic Subtype—ACOSOG Z1031. J Clin Oncol,2011,29(17):2342-2349.

[5] MASUDA N,SAGARA Y,KINOSHITA T,et al. Neoadjuvant anastrozole versus tamoxifen in patients receiving goserelin for premenopausalbreast cancer(STAGE):a double-blind,

randomised phase 3 trial. Lancet Oncol,2012,13(4):345-352.

[6] BARCHIESI G,MAZZOTTA M,KRASNIQI E,et al. Neoadjuvant Endocrine Therapy in Breast Cancer:Current Knowledge and Future Perspectives. Int J Mol Sci,2020,21 (10):3528.

[7] SELLA T,WEISS A,MITTENDORF E A,et al. Neoadjuvant Endocrine Therapy in Clinical Practice:A Review. JAMA Oncol,2021,7(11):1700-1708.

[8] ELLIS M J,SUMAN V J,HOOG J,et al. Randomized phase Ⅱ neoadjuvant comparison between letrozole,anastrozole,and exemestane for postmenopausal women with estrogen receptor-rich stage 2 to 3 breast cancer:clinical and biomarker outcomes and predictive value of the baseline PAM50-based intrinsic subtype--ACOSOG Z1031. J Clin Oncol,2011,29(17):2342-2349.

[9] MA C X,SUMAN V J,LEITCH A M,et al. ALTERNATE: Neoadjuvant endocrine treatment(NET)approaches for clinical stage Ⅱ or Ⅲ estrogen receptor-positive HER2-negative breast cancer(ER+ HER2-BC)in postmenopausal(PM)women: Alliance A011106. J Clin Oncol,2020,38(15_suppl):504-504.

第三节　新辅助靶向治疗

乳腺癌新辅助治疗可以实现肿瘤降期,不仅可以使患者降期手术,而且有望降期保乳。近年来,新辅助治疗阶段在体药敏评估的价值越来越受到认可,不仅可以作为判断预后的指标,而且可以指导后续辅助治疗方案的选择,在一定程度上实现了相对精准的乳腺癌分类治疗,尤其是 HER2 阳性及三阴性乳腺癌患者。

一、HER2 阳性乳腺癌新辅助靶向治疗

靶向药物的应用显著改善了 HER2 阳性乳腺癌患者的预后。曲妥珠单抗是最早研发和上市的抗 HER2 药物，随着药物研发的不断进步，不同作用靶点及作用机制的药物不断出现，包括大分子单抗类药物如帕妥珠单抗，小分子酪氨酸激酶抑制剂类药物如拉帕替尼、奈拉替尼、吡咯替尼，以及 ADC 类药物如 T-DM1 和 DS8201 等，随之，抗 HER2 治疗策略也在不断发生转变，靶向药物的联合成为了新辅助治疗的主流策略。

新辅助靶向治疗在 HER2 阳性乳腺癌的综合治疗中占有举足轻重的地位。NOAH 研究最先进行了 HER2 阳性乳腺癌新辅助靶向治疗的探索，提示在 HER2 阳性乳腺癌新辅助治疗中增加靶向治疗较单纯化疗可以提高 pCR 率。尽管，目前已有多种靶向药物进行了新辅助治疗的探索，或正在开展临床研究，但并非所有的联合方案都受到了认可和指南推荐。因此，在抗 HER2 治疗多元化的时代，更需要我们客观审慎地选择当下的最优方案。

目前，国内外指南推荐化疗联合曲妥珠单抗及帕妥珠单抗作为 HER2 阳性乳腺癌新辅助治疗的标准方案。《中国抗癌协会乳腺癌诊治指南与规范 2021 版》对 HER2 阳性乳腺癌新辅助治疗的方案进行了阐述，HER2 阳性乳腺癌新辅助治疗方案可选择 TCbH（P）、TH（P）、AC-TH（P）、TCH 等方案。《中国临床肿瘤学会（CSCO）乳腺癌诊疗指南 2021》对 HER2 阳性乳腺癌新辅助治疗方案依据循证医学证据及专家共识进行了分级推荐，TCbHP 及 THP 作为 I 级推荐，TCbH 及 AC-THP 作为 II 级推荐。Train-2 研究提示不含蒽环的 9 周期 TCbHP 方案与含蒽环的 FEC*3 序贯 TCbHP*6

方案 pCR 率相同,而且随访数据显示,两组患者 3 年
EFS、OS、DFS 无统计学差异。KRISTINE 研究证实了
TCbHP 新辅助治疗 pCR 率优于 T-DM1 联合帕妥珠
抗,因此,T-DM1 联合帕妥珠单抗尚不能作为新辅助
治疗的推荐方案,传统化疗联合曲妥珠单抗 + 帕妥珠
单抗双靶向治疗仍然是当下新辅助治疗的标准方案。
NeoSphere 研究及 PENOY 研究为 THP 方案的应用提
供了循证医学证据,两项研究均表明,相比于多西他赛
联合曲妥珠单抗,多西他赛联合曲妥珠单抗 + 帕妥珠
单抗双靶可以显著提高 pCR 率。但值得注意的是,这
两项研究的患者均在 4 周期 THP 治疗后接受手术,术
后再接受含蒽环类药物方案的化疗。

　　尽管,NeoALTTO 研究表明拉帕替尼联合曲妥珠
单抗相比曲妥珠单抗可显著提高新辅助 pCR 率,但是,
ALTTO 研究未能证实曲妥珠单抗联合拉帕替尼的生存
获益,因此,曲妥珠单抗联合拉帕替尼并不作为标准方
案推荐。吡咯替尼新辅助治疗的临床研究中期分析数
据结果已公布,显示吡咯替尼联合曲妥珠单抗可以提
高 pCR 率,但在最终结果公布之前,吡咯替尼联合曲
妥珠单抗的方案尚不作为标准方案推荐。值得注意的
是,对于一个新辅助治疗方案的认可,不仅需要关注短
期疗效如 pCR 率,更需要关注远期生存获益,我们期
待更多的临床研究结果可以不断优化 HER2 阳性乳腺
癌患者的新辅助治疗方案。

方案

1. TCb+HP 方案　多西他赛 $75mg/m^2$ i.v. 第 1 天;
卡铂 AUC 6 i.v. 第 1 天;曲妥珠单抗首剂 8mg/kg,之
后 6mg/kg i.v. 第 1 天;帕妥珠单抗,首剂 840mg,之后
420mg i.v. 第 1 天;21 天为 1 个周期,共 6 个周期,术后
曲妥珠单抗 6mg/kg,帕妥珠单抗 420mg,每 3 周 1 次,

完成 1 年,每 3 个月监测心功能。

2. AC-THP 方案　多柔比星 $60mg/m^2$ i.v. 第 1 天或表柔比星 $90\sim100mg/m^2$ i.v. 第 1 天;环磷酰胺 $600mg/m^2$ i.v. 第 1 天;21 天为 1 个周期,共 4 个周期,序贯以多西他赛 $75\sim100mg/m^2$ i.v. 第 1 天或紫杉醇 $80mg/m^2$ iv 第 1、8、15 天,曲妥珠单抗 6mg/kg(首剂 8mg/kg)第 1 天,帕妥珠单抗 420mg(首剂 840mg)第 1 天,21 天为 1 个周期,共 4 个周期,术后曲妥珠单抗 6mg/kg,帕妥珠单抗 420mg,每 3 周 1 次,完成 1 年,每 3 个月监测心功能。

3. THP 方案　多西他赛 $75\sim100mg/m^2$ i.v. 第 1 天,曲妥珠单抗,首剂 8mg/kg,之后 6mg/kg i.v. 第 1 天;帕妥珠单抗,首剂 840mg,之后 420mg i.v. 第 1 天,21 天为 1 个周期,共 4 个周期,术后接受 AC 方案 4 周期,后续曲妥珠单抗联合帕妥珠单抗治疗满 1 年。

二、三阴性乳腺癌新辅助靶向治疗

三阴性乳腺癌是 ER、PR、HER2 均不表达的一种乳腺癌,该分子分型预后相对较差,治疗存在一定难度。既往三阴性乳腺癌无治疗靶点,但现在随着各种新型药物的上市,三阴性乳腺癌的治疗也有了更多的选择。

抗免疫治疗是近年来三阴性乳腺癌系统治疗的热点,PD-1 抗体帕博利珠单抗在三阴性乳腺癌新辅助治疗中取得了较好的疗效。KEYNOTE-522 研究在三阴性乳腺癌新辅助化疗及术后辅助治疗中加入了帕博利珠单抗,实验组接受帕博利珠单抗联合紫杉醇及卡铂,序贯帕博利珠单抗联合多柔比星(表柔比星)及环磷酰胺;对照组接受相同周期的安慰剂联合紫杉醇及卡铂,序贯安慰剂联合多柔比星(表柔比星)及环磷酰胺;两组患者术后分别接受 9 周期帕博利珠单抗或安慰剂。结果显示,试验组的 pCR 率显著高于对照组,分别为 64.8%、51.2%（P<0.001）；中位随访 39.1 月，试验组无事件生存显著高于对照组，分别为 84.5%、76.8%（P=0.000 31），因此，帕博利珠单抗不仅可以提高三阴性乳腺癌新辅助治疗 pCR 率，而且可以降低复发风险。IMpassion031 研究探索了 PD-L1 抗体阿替利珠单抗在三阴性乳腺癌新辅助治疗中的疗效，试验组接受阿替利珠单抗联合白蛋白结合型紫杉醇，序贯阿替利珠单抗联合多柔比星及环磷酰胺；对照组接受相同周期的安慰剂联合白蛋白结合型紫杉醇，序贯安慰剂联合多柔比星与环磷酰胺。结果显示，阿替利珠单抗可以显著提高三阴性乳腺癌新辅助 pCR 率，试验组与对照组pCR 率分别为 58%、41%（P=0.004 4），但是，该研究生存数据尚不成熟。目前，2023NCCN 指南推荐帕博利珠单抗用于三阴性乳腺癌新辅助治疗及序贯辅助治疗，我国批准帕博利珠单抗联合化疗用于 PD-L1（CPS≥20）早期高危三阴性乳腺癌的新辅助治疗和术后的帕博利珠单抗单药辅助治疗。

方案

TCb+K-AC+K-K 方案：紫杉醇 80mg/m² i.v. 第 1、8、15 天；卡铂 AUC 5 i.v. 第 1 天；帕博利珠单抗 200mg，i.v. 第 1 天；21 天为 1 个周期，共 4 个周期。序贯多柔比星 60mg/m² i.v. 第 1 天或表柔比星 90mg/m² i.v. 第 1 天；环磷酰胺 600mg/m² i.v. 第 1 天；帕博利珠单抗 200mg i.v. 第 1 天；21 天为 1 个周期，共 4 个周期。术后辅助帕博利珠单抗 200mg i.v. 第 1 天；21 天为 1 个周期，共 9 个周期。

参考文献

[1] GIANNI L, EIERMANN W, SEMIGLAZOV V, et al. Neoadjuvant chemotherapy with trastuzumab followed by adjuvant trastuzumab

versus neoadjuvant chemotherapy alone, in patients with HER2-positive locally advanced breast cancer(the NOAH trial): a randomised controlled superiority trial with a parallel HER2-negative cohort. Lancet, 2010, 375 (9712): 377-384.

[2] VAN RAMSHORST M S, VAN DER VOORT A, VAN WERKHOVEN E D, et al. Neoadjuvant chemotherapy with or without anthracyclines in the presence of dual HER2 blockade for HER2-positive breast cancer(TRAIN-2): a multicentre, open-label, randomised, phase 3 trial. Lancet Oncol, 2018, 19(12): 1630-1640.

[3] VAN DER VOORT A, VAN RAMSHORST M S, VAN WERKHOVEN E D, et al. Three-year follow-up of neoadjuvant chemotherapy with or without anthracyclines in the presence of dual ERBB2 blockade in patients with ERBB2-positive breast cancer: a secondary analysis of the TRAIN-2 randomized, phase 3 trial. JAMA Oncol, 2021, 7(7): 978-984.

[4] HURVITZ S A, MARTIN M, SYMMANS W F, et al. Neoadjuvant trastuzumab, pertuzumab, and chemotherapy versus trastuzumab emtansine plus pertuzumab in patients with HER2-positive breast cancer(KRISTINE): a randomised, open-label, multicentre, phase 3 trial. Lancet Oncol, 2018, 19(1): 115-126.

[5] GIANNI L, PIENKOWSKI T, IM Y H, et al. Efficacy and safety of neoadjuvant pertuzumab and trastuzumab in women with locally advanced, inflammatory, or early HER2-positive breast cancer(NeoSphere): a randomised multicentre, open-label, phase 2 trial. Lancet Oncol, 2012, 13(1): 25-32.

[6] ZHIMIN S, DA P, HONGJIAN Y, et al. Efficacy, safety, and tolerability of pertuzumab, trastuzumab, and docetaxel for patients with early or locally advanced ERBB2-positive breast cancer in asia the PEONY phase 3 randomized clinical trial.

JAMA Oncol. 2020,6(3):e193692.

[7] BASELGA J,BRADBURY I,EIDTMANN H,et al. Lapatinib with trastuzumab for HER2-positive early breast cancer (NeoALTTO):a randomised,open-label,multicentre,phase 3 trial. Lancet,2012,379(9816):633-640.

[8] LI Y,ZHAN Z,YIN X,ET A L. Targeted Therapeutic Strategies for Triple-Negative Breast Cancer. Front Oncol,2021,11:731535.

[9] SCHMID P,CORTES CASTAN J,BERGH J,et al. 233TiPKE-YNOTE-522:Phase III study of pembrolizumab(pembro)+ chemotherapy(chemo)vs placebo + chemo as neoadjuvant followed by pembro vs placebo as adjuvant therapy for triple-negative breast cancer(TNBC). Annals of Oncology,2017,28 (suppl_5). DOI:10.1093/annonc/mdx364.015.

[10] MITTENDORF E A,ZHANG H,BARRIOS C H,et al. Neoadjuvant atezolizumab in combination with sequential nab-paclitaxel and anthracycline-based chemotherapy versus placebo and chemotherapy in patients with early-stage triple-negative breast cancer(IMpassion031):a randomised,double-blind, phase 3 trial. Lancet,2020,396(10257):1090-1100.

第五章 晚期乳腺癌治疗原则及规范

第一节 晚期乳腺癌化疗

晚期乳腺癌是可以治疗,但难以治愈的疾病。中位生存期约 2～3 年,5 年生存率 25% 左右。近年来,随着对乳腺癌分子亚型的认识,分类治疗策略的优化及针对性靶向药物的临床应用,晚期乳腺癌的中位生存期明显延长,部分人可以带瘤长期生存,成为一种慢性疾病。

晚期乳腺癌的治疗目的是控制疾病发展,延长生存时间,让患者带瘤有质量地生活。一旦确诊乳腺癌复发转移,应进行全面检查,包括胸腹 CT、骨扫描、对侧乳腺及手术区域淋巴结 B 超、血肿瘤标志物(CEA、CA125、CA153)检测等,以评估病变范围;对复发转移病灶,特别是孤立病灶尽可能再次活检明确诊断,同时检测 ER、PR、HER2、Ki-67 等分子标志物,以制订针对性治疗方案。

化疗是晚期乳腺癌最常用的治疗手段;不同分子亚型的乳腺癌在病情发展的不同阶段都会应用化疗。化疗前应常规检查血常规、肝肾功能、心电图,充分评估患者的器官功能;了解既往病史及治疗,包括辅助治疗方案、剂量及不良反应等,为制订合理的化疗方案提供依据。

一、化疗适应证

化疗通过直接破坏肿瘤细胞的 DNA 或选择性抑制细胞周期来发挥作用。通常显效较快,作用强,适合肿瘤生长较快、肿瘤负荷较大、有明显症状或广泛内脏转移的患者。

对首次复发或初诊 IV 期的晚期乳腺癌,优先选择化疗的指征为:ER/PR 阴性或低表达;HER2 阳性;无病生存期较短(<2 年);肿瘤发展较快,症状明显;广泛内脏转移;ER/PR 阳性内分泌治疗失败。

二、化疗药物及方案的选择

晚期乳腺癌常用的化疗药物包括蒽环类、紫杉类、长春瑞滨、卡培他滨、吉西他滨、铂类以及新型的微管抑制剂如艾立布林、优替德隆等。应根据疾病的范围、肿瘤的分子特征、既往治疗及患者的特点来制订个体化的化疗方案。制订方案时应充分考虑患者的意愿、疾病的不可治愈性,平衡生活质量和生存期。联合和单药序贯化疗各有其优势,都是合理的选择。在疾病发展的不同阶段合理选择不同的化疗方式,优化患者的治疗。

化疗方案的选择应参考既往辅助化疗用药、化疗结束时间、目前患者的身体状况和经济条件等因素综合考量。在排除耐药以及蒽环类药物达最大累积剂量 / 存在心脏毒性的情况下,紫杉类和蒽环类是一线治疗的优选。一线化疗进展后,可以根据患者的耐受性、病变范围、既往治疗的疗效和毒性,个体化地选择没有交叉耐药的单药或联合方案。对既往治疗有效,疾病控制时间较长的药物,后线治疗仍然可以再次应用。对多程化疗失败的患者无标准治疗,鼓励患者参加新药临床试验或对症支持治疗。

对 HER2 阳性患者，化疗同时应加用抗 HER2 靶向药物，如曲妥珠单抗、帕妥珠单抗等大分子单抗和吡咯替尼、拉帕替尼等小分子 TKI。由于蒽环类药物联合曲妥珠单抗明显增加心脏毒性，特别是充血性心衰的发生风险，应尽量避免同时应用。

对于晚期三阴性乳腺癌（TNBC），目前虽没有针对性的化疗药物或方案，但含铂的联合化疗方案有一定的优势，可以优先考虑。一线治疗国内指南仍然首推化疗。PDL-1 CPS≥10 的患者在化疗的基础上联合 PD-1 单抗（帕博利珠单抗）显著延长了 PFS 和 OS，可在循证基础上尝试应用，但由于在中国未获批适应证，应慎重选择。化疗联合抗血管生成药物贝伐珠单抗可提高 ORR 和 PFS，但 OS 未见延长，可根据病情谨慎选择。以 TROP2 为靶点的 ADC 类药物戈沙妥珠单抗是二线治疗以后的新治疗选择，在国外已经获批上市。

对伴有 BRCA 基因突变的患者，优选含铂药物（顺铂或卡铂）的单药或联合方案。针对携带 BRCA 基因胚系突变的患者，PARP 抑制剂在最近的临床研究中取得了优于化疗的疗效，但在中国暂未获批适应证。

1. 单药化疗　对肿瘤发展相对较慢、肿瘤负荷不大、无明显症状，或耐受性较差的患者优选单药化疗。虽然单药治疗的有效率（20%～35%）低于联合化疗，但不良反应较轻，耐受性较好，远期生存与联合化疗相似，疾病控制的同时患者有较好的生活质量。既往未用过化疗、蒽环类治疗失败／达到累积剂量或曾用过紫杉类药物但没有耐药的患者，优选紫杉类药物。既往蒽环类药物和紫杉类药物治疗失败（在辅助治疗和／或转移性疾病阶段）的患者，单药卡培他滨、长春瑞滨或艾立布林是首选。艾立布林在二线以上的晚期 HER2

阴性患者中有更长的 PFS,且 OS 更优。其他选择包括吉西他滨、铂类、不同的紫杉类药物和脂质体蒽环类药物等。依托泊苷胶囊和环磷酰胺片口服方便,是后线治疗的选择。

值得注意的是,紫杉类药物的再使用一定要排除耐药的情况,而蒽环类药物的再使用除了排除耐药,还要关注最大累积剂量和心脏毒性的问题。

2. **联合化疗**　适合病情进展快、肿瘤负荷大、内脏危象或需要快速控制疾病的患者。联合化疗的有效率 30%～60%,中位 TTP 6～8 个月左右;原则上对既往未用过化疗者(包括辅助化疗),首先考虑蒽环类联合紫杉类药物。蒽环类治疗失败或达累积剂量者,选择紫杉类为基础的联合方案。辅助治疗用过紫杉类,距离复发时间大于 1 年者,可以再次使用,优选未用过的药物。紫杉类联合吉西他滨或卡培他滨是一线治疗最常用的方案。既往使用过蒽环类及紫杉类或治疗失败者,可优选卡培他滨为基础的联合方案,如联合长春瑞滨、优替德隆、吉西他滨等。优替德隆联合卡培他滨与单药卡培他滨相比不仅显著提高了 ORR,还显著延长了 PFS 和 OS,是蒽环类和紫杉类经治患者的新选择。而晚期三阴性乳腺癌患者的一线联合化疗方案中,吉西他滨联合顺铂比吉西他滨联合紫杉醇有更长的 PFS;白蛋白结合型紫杉醇联合铂类要比吉西他滨联合铂类有更高的 ORR 和更长的 PFS。因此,含铂方案是优选,但这些方案之间的 OS 都没有显著差异。

3. **维持化疗**　对完成了一线 4～6 周期化疗、治疗有效(评价 CR、PR、SD 者)、不良反应轻、耐受性较好的患者,可以持续治疗至病情进展或出现不能耐受的毒性。多项临床研究证实维持治疗有更长的 TTP,部分人可以延长总生存。维持治疗可以是原有效方案，也可以是其中的一个药，或者是转换成其他使用起来更方便的口服化疗。由于单药耐受性较好，不良反应相对较低，一般多选择单药维持化疗。二线及以后的维持治疗可以参考一线维持治疗方式。在维持治疗中应该加强患者管理，定期评估疗效和毒性。

对不能耐受维持化疗的患者，也可以停药休息，定期监测病情变化，疾病再次进展后重新治疗；对 ER 阳性的患者也可以改用内分泌药物维持治疗。对化疗有效的 ER 阳性患者，是继续化疗维持还是改用内分泌药物维持取决于多种因素，如患者对内分泌治疗的敏感性、对药物的耐受性、用药的方便性、患者的经济条件及治疗意愿等。对化疗有效、耐受性好的患者，倾向化疗维持至病情进展后再切换到内分泌治疗。

4. 节拍化疗　节拍化疗是一种高频、低剂量给药的化疗方式。节拍化疗除了具有传统化疗的直接抗肿瘤作用，还能通过缩短治疗间歇来降低肿瘤细胞在治疗间歇的修复，此外还能通过抑制肿瘤血管内皮细胞增殖、调节肿瘤免疫微环境来增强抗肿瘤作用。虽然关于节拍化疗的Ⅲ期随机对照证据有限，但由于其疗效与传统化疗相当，耐受性更好，得到了多个指南的推荐。

对于不需要肿瘤快速缓解的患者，节拍化疗是一个合理的治疗选择。对于难以耐受常规剂量化疗维持的患者，也可考虑节拍化疗。适合节拍化疗的药物应为有效、低毒且使用方便的口服制剂，推荐的化疗方案有：卡培他滨、长春瑞滨、环磷酰胺或甲氨蝶呤，可以单药使用，也可以联合应用或与靶向药配伍。卡培他滨和长春瑞滨的节拍化疗数据相对更多，且可及性好，可优先选择。

三、化疗剂量

对初次复发一线治疗的患者,如果器官功能正常应按照指南推荐的标准剂量给药,以保证疗效。对合并多种疾病或基线肝肾功能、骨髓功能不佳的患者或老年患者,可以适当下调 10%～20% 的剂量。对多程化疗的患者,应根据耐受性、一般状况及血生化和血常规结果酌情下调剂量。

化疗中若出现以下毒性,下一周期应减量:Ⅳ度粒细胞减少或Ⅲ度粒细胞减少伴发热;Ⅲ度血小板减少或Ⅲ度肝功能异常;Ⅲ度外周神经损害;腹泻需要补液治疗等;其他需要减量的情况和剂量调整的原则参照具体的药品说明书。

四、疗效及不良反应评估

化疗中应定期复查,评估疗效;通常联合化疗每 2 周期评估疗效,单药治疗可以每 3 周期评估。疗效评估按照 RECIST 标准。可测量靶病灶的影像检查应与基线一致,以便对比评价。对首次评估 CR、PR 及 SD 的患者,可以继续治疗 2～3 周期后再评估。对 PD 的患者,应及时调整治疗方案。基线肿瘤标记物升高的患者,应同时复查,其变化可以间接反映肿瘤的控制情况,也可以作为调整治疗的参考,但单纯的肿瘤标记物升高不能作为更改治疗方案的依据。

不良反应按照 NCI-CTC 标准每周期评估。对出现 3 级以上不良反应的患者,下一周期应根据具体毒性采取预防性措施或下调剂量。化疗中应加强患者管理,与患者充分沟通,及时处理药物的不良反应,保证治疗的顺利完成。

五、常用化疗方案

（一）单药化疗方案

紫杉醇 80mg/m^2 静脉滴注,第 1、8、15 天,28 天为 1 个周期。

多西他赛 75～100mg/m^2,静脉滴注,第 1 天,21 天为 1 个周期。

白蛋白结合型紫杉醇 100mg/m^2 或 125mg/m^2,静脉滴注,第 1、8、15 天,28 天为 1 个周期;或 260mg/m^2,静脉滴注,第 1 天,21 天为 1 个周期。

卡培他滨 1 000～1 250mg/m^2,口服,每天 2 次,第 1～14 天,21 天为 1 个周期。

吉西他滨 800～1 200mg/m^2,静脉滴注,第 1、8、15 天,28 天为 1 个周期。

长春瑞滨 25～30mg/m^2 静脉滴注;或 60mg/m^2 口服,第 1、8、15 天,28 天为 1 个周期。

艾立布林 1.4mg/m^2,静脉推注 2～5 分钟,第 1、8 天,21 天为 1 个周期。

多柔比星脂质体 30～50mg/m^2,静脉滴注,第 1 天,28 天为 1 个周期。

卡铂 AUC 5～6,静脉滴注,第 1 天,21～28 天为 1 个周期。

顺铂 75mg/m^2,静脉滴注,第 1 天,21 天为 1 个周期。

表柔比星 60～90mg/m^2,静脉滴注,第 1 天,21 天为 1 个周期。

多柔比星 40～60mg/m^2,静脉滴注,第 1 天,21 天为 1 个周期,或 20mg/m^2,静脉滴注,第 1 天,每周 1 次。

环磷酰胺 50～100mg,口服,每天 1 次,第 1～21 天,28 天为 1 个周期。

依托泊苷胶囊 75～100mg,口服,第 1～10 天,21 天为 1 个周期。

(二) 联合化疗方案

1. 常用化疗方案

TX 方案:

多西他赛 75mg/m^2,静脉滴注,第 1 天

卡培他滨 1 000mg/m^2,口服,每天 2 次,第 1～14 天

21 天为 1 个周期

GT 方案:

紫杉醇 175mg/m^2,静脉滴注,第 1 天

或多西他赛 75mg/m^2,静脉滴注,第 1 天

吉西他滨 1 000～1 250mg/m^2,静脉滴注,第 1、8 天,21 天为 1 个周期

AP 方案:

白蛋白结合型紫杉醇 125mg/m^2,静脉滴注,第 1 天、第 8 天

顺铂 75mg/m^2,静脉滴注,第 1 天(或总量分 2～3 天给予)

21 天为 1 个周期

GP 方案:

吉西他滨 1 000mg/m^2,静脉滴注,第 1、8 天

顺铂 75mg/m^2,静脉滴注,第 1 天(或总量分 2～3 天给予)

或卡铂 AUC 2,静脉滴注,第 1、8 天

21 天为 1 个周期

优替德隆 + 卡培他滨方案:

优替德隆 30mg/m^2,静脉滴注,第 1～5 天

卡培他滨 1 000mg/m^2,口服,每天 2 次,第 1～14 天

21 天为 1 个周期

ET 方案：

表柔比星 $60\sim75mg/m^2$,静脉滴注,第 1 天

多西他赛 $75mg/m^2$,静脉滴注,第 2 天

21 天为 1 个周期

2. 其他方案

CAF 方案：

环磷酰胺 $100mg/m^2$,口服,第 $1\sim14$ 天

多柔比星 $50mg/m^2$,静脉滴注,第 1 天

氟尿嘧啶 $500mg/m^2$,静脉滴注,第 1、8 天

21 天为 1 个周期

FEC 方案：

氟尿嘧啶 $500mg/m^2$,静脉滴注,第 1、8 天

表柔比星 $50mg/m^2$,静脉滴注,第 1、8 天

环磷酰胺 $400mg/m^2$,静脉滴注,第 1、8 天

28 天为 1 个周期

AC 方案：

多柔比星 $60mg/m^2$,静脉滴注,第 1 天

环磷酰胺 $600mg/m^2$,静脉滴注,第 1 天

21 天为 1 个周期

EC 方案：

表柔比星 $75mg/m^2$,静脉滴注,第 1 天

环磷酰胺 $600mg/m^2$,静脉滴注,第 1 天

21 天为 1 个周期

CMF 方案：

环磷酰胺 $100mg/m^2$,口服,第 $1\sim14$ 天

甲氨蝶呤 $40mg/m^2$,静脉滴注,第 1、8 天

氟尿嘧啶 $600mg/m^2$,静脉滴注,第 1、8 天

28 天为 1 个周期

（三）节拍化疗方案

节拍化疗的用药剂量和频率暂无统一标准,以下

推荐几种常用的药物和用法，可以单药，也可以联合。

卡培他滨 650mg/m^2，口服，每天 2 次，持续给药。

卡培他滨 500mg，口服，每天 3 次，持续给药。

长春瑞滨 40mg，口服，每周 3 次（第 1、3、5 天）。

环磷酰胺 50mg，口服，每天 1 次，持续给药。

参考文献

［1］CARDOSO F，PALUCH-SHIMON S，SENKUS E，et al. 5th ESO-ESMO international consensus guidelines for advanced breast cancer（ABC 5）. Ann Oncol，2020，31（12）：1623-1649.

［2］中国抗癌协会乳腺癌专业委员会. 中国抗癌协会乳腺癌诊治指南与规范（2021 年版）. 中国癌症杂志，2021，31（10）：954-1040.

［3］中国临床肿瘤学会指南工作委员会.《乳腺癌诊疗指南》2021 版. 北京：人民卫生出版社，2021.

［4］徐兵河，江泽飞，胡夕春. 中国晚期乳腺癌临床诊疗专家共识 2020. 中华医学杂志，2016，96（22）：1719-1727.

［5］HU X C，ZHANG J，XU B H，et al. Cisplatin plus gemcitabine versus paclitaxel plus gemcitabineas first-line therapy for metastatic triple-negative breastcancer（CBCSG006）：a randomised，open-label，multicentre，phase 3 trial. Lancet Oncol，2015，16（2）：436-446.

［6］YARDLEY D A，COLEMAN R，CONTE P，et al. nab-Paclitaxel plus carboplatin or gemcitabine versus gemcitabine plus carboplatin as first-line treatment of patients with triple-negative metastatic breast cancer：results from the tnAcity trial. Ann Oncol，2018，29（8）：1763-1770.

［7］HU X，WANG B，ZHANG J，et al. 282MO‐Abraxane plus cisplatin compared with gemcitabine plus cisplatin as first-line treatment in patients with metastatic triple-negative breast cancer(GAP):A multicenter,randomized,open-label,phase Ⅲ trial. Annals of Oncology,2020,31:S354.

[8] JAVIER C,DAVID W C,HOPE S R,et al. Pembrolizumab plus chemotherapy versus placebo plus chemotherapy for previously untreated locally recurrent inoperable or metastatic triple-negative breast cancer(KEYNOTE-355):a randomised, placebo-controlled,double-blind,phase 3 clinical trial. Lancet, 2020,396(10265):1817-1828.

[9] ADITYA B,SARA A H,SARA M T,et al. Sacituzumab govitecan in metastatic triple-negative breast cancer. N Engl J Med,2021,384(16):1529-1541.

[10] ROBSON M,IM S A,SENKUS E,et al. Olaparib for metastatic breast cancerin patients with a germline BRCA mutation. N Engl J Med,2017,377(6):523-533.

[11] ETTL J,QUEK R G W,LEE K H,et al. Quality of life with talazoparib versus physician's choice of chemotherapy in patients with advanced breast cancer and germline BRCA1/2 mutation:patient-reported outcomes from the EMBRACA phase Ⅲ trial. Ann Oncol,2018,29:1939-1947.

[12] YUAN P,HU X,SUN T,et al. Eribulin mesilate versus vinorelbine in women with locally recurrent or metastatic breast cancer:A randomised clinical trial. Eur J Cancer, 2019,112:57-65.

[13] KAUFMAN P A,AWADA A,TWELVES C,et al. Phase Ⅲ open-label randomized study of eribulin mesylate versus capecitabine in patients with locally advanced or metastatic breast cancer previously treated with an anthracycline and a taxane. J Clin Oncol,2015,33(6):594-601.

[14] XU B,SUN T,ZHANG Q,et al. Efficacy of utidelone plus

capecitabine versus capecitabine for heavily pretreated,anthracycline-and taxane-refractory metastatic breast cancer:final analysis of overall survival in a phase Ⅲ randomisedcontrolled trial. Ann Oncol,2021,32(2):218-228.

[15] CAZZANIGA M E,MUNZONE E,BOCCI G,et al. Pan-european expert meeting on the use of metronomicchemotherapy in advanced breast cancer patients:ThePENELOPE project. Adv Ther,2019,36(2):381-406.

[16] 徐兵河,王树森,江泽飞,等.中国晚期乳腺癌维持治疗专家共识 2018.中华医学杂志,2018,98(2):87-90.

第二节 晚期乳腺癌内分泌治疗

ER 阳性晚期乳腺癌是一种慢性疾病,此类患者往往对内分泌治疗敏感,临床获益大,生存时间长。对于存在内脏转移的患者而言,除非存在对内分泌耐药或肿瘤快速进展需要快速缓解者,均应首选内分泌治疗。临床上按照 HER2 表达程度不同,分为 ER 阳性 /HER2阴性和 ER 阳性 /HER2 阳性晚期乳腺癌。

一、ER 阳性 /HER2 阴性晚期乳腺癌内分泌治疗

1. 适应证

(1)单纯骨或软组织转移灶。

(2)无症状、肿瘤负荷小的内脏转移。

(3)无病生存期较长,一般大于 2 年。

(4)激素受体不明或激素受体阴性、临床进程缓慢患者。

2. 治疗前沟通注意事项

(1)强调复发或转移性乳腺癌的内分泌治疗主要

以延长无进展生存期、总生存期及提高患者的生活质量为目的。应优先选择不良反应少的内分泌治疗方案,使用方便,不良反应可控。

(2)告知患者内分泌治疗的最新进展是新型靶向药物联合内分泌治疗,疗效有明显提高,但同时存在一定不良反应,应与医生积极配合,遵医嘱,进行相应的检查检验,及时处理不良反应。

(3)应充分与患者及家属进行沟通,说明治疗目的、疗效、给药方法、可能引起的不良反应及伴随用药等,医患双方达成共识以利于治疗。

3. 内分泌药物的选择

(1)绝经后患者的内分泌治疗药物:第三代芳香化酶抑制剂包括非甾体类(阿那曲唑、来曲唑)和甾体类(依西美坦)药物、雌激素受体下调剂(氟维司群)、雌激素受体调节剂(他莫昔芬和托瑞米芬)、孕酮类药物(甲地孕酮、甲羟孕酮)。治疗选择上应考虑既往内分泌治疗药物种类、治疗疗效和疗效维持时间。

(2)绝经前患者的内分泌治疗药物:经卵巢(手术、放疗、药物)去势后,按照绝经后晚期乳腺癌内分泌药物进行治疗。手术及放疗去势因其存在可逆性、可控性及副作用方面的劣势,逐渐被药物去势所取代,药物去势常用的卵巢功能抑制剂包括戈舍瑞林、亮丙瑞林。如果辅助治疗未使用他莫昔芬或者已中断他莫昔芬治疗超过 12 个月,仍可选择卵巢功能抑制剂或卵巢(手术、放疗)去势联合他莫昔芬治疗;如辅助治疗接受过他莫昔芬治疗,可选择卵巢功能抑制或卵巢去势(手术、放疗)联合芳香化酶抑制剂。也可以根据既往内分泌治疗情况,选择联合氟维司群。

(3)新型靶向药物:最新临床研究显示,靶向药物联合上述内分泌单药治疗较原有内分泌单药显示更好的临床疗效。靶向药物以细胞周期抑制剂——CDK4/6抑制剂为代表,包括哌柏西利、瑞波西利、阿贝西利和达尔西利。四种 CDK4/6 抑制剂联合芳香化酶抑制剂一线治疗激素受体阳性晚期乳腺癌较单药芳香化酶抑制剂,无进展生存期明显延长,有效率明显提高。瑞波西利相较于单药芳香化酶抑制剂取得了总生存的显著获益。对于既往芳香化酶抑制剂治疗失败的患者,四种 CDK4/6 抑制剂联合氟维司群与单药氟维司群比较,均可见无进展生存期的明显延长,有效率均明显提高;哌柏西利、瑞波西利、阿贝西利联合氟维司群也观察到总生存的明显延长。CDK4/6 抑制剂联合内分泌治疗药物治疗已经成为激素受体阳性晚期乳腺癌一线或二线的标准治疗选择。当 CDK4/6 抑制剂治疗失败后,mTOR 抑制剂依维莫司、HDAC 抑制剂西达本胺联合内分泌治疗也可以作为后线选择。另外,如果患者存在PIK3CA 基因突变,CDK4/6 抑制剂治疗失败后,也可以考虑使用 PI3K 抑制剂 alpelisib。

4. 内分泌治疗原则

(1) 没有接受过内分泌治疗或无进展生存期较长的绝经后复发或转移的患者,优先选择 CDK4/6 抑制剂联合芳香化酶抑制剂或氟维司群治疗。

(2) 接受过他莫昔芬辅助治疗的患者,优先选择CDK4/6 抑制剂联合芳香化酶抑制剂或氟维司群治疗。既往接受过非甾体类芳香化酶抑制剂辅助治疗失败的患者,优先选择 CDK4/6 抑制剂联合氟维司群治疗,也可以选择 CDK4/6 抑制剂联合甾体类芳香化酶抑制剂治疗。既往氟维司群治疗失败的患者,选择 CDK4/6 抑制剂联合芳香化酶抑制剂治疗。

(3) 接受过 CDK4/6 抑制剂治疗失败的患者,若考虑仍可从内分泌治疗获益,可以选择 mTOR 抑制剂联合内分泌治疗,或 HDAC 抑制剂联合内分泌治疗。

(4)对于年龄大、一般情况差、病灶负荷轻的患者,也可以选择单药内分泌治疗,如氟维司群、第三代芳香化酶抑制剂、他莫昔芬、托瑞米芬。孕激素类药物如甲羟孕酮、甲地孕酮也是可以选择的内分泌药物。

(5)连续二至三线内分泌治疗后肿瘤进展,或内分泌治疗原发耐药的患者,应该换用细胞毒性药物治疗或进入临床试验研究。

(6)在内分泌治疗期间,应每 2~3 个月评估一次疗效,对达到 CR、PR、SD 患者应继续给予原内分泌药物维持治疗,如肿瘤出现进展,应根据病情决定更换其他机制的内分泌治疗药物或改用化疗等其他治疗手段。

5. 内分泌治疗的注意事项

(1)尽量不重复使用曾治疗失败的内分泌治疗药物。

(2)对某一类芳香化酶抑制剂治疗失败患者,不推荐选择同一类芳香化酶抑制剂,应尽可能选择作用机制不同的药物。

(3)使用第三代芳香化酶抑制剂可降低雌激素水平、加速骨丢失并增加患者的骨折风险,使用的同时应予以补充钙剂和维生素 D_3。

(4)对于不适合内分泌治疗的患者可先行化疗,在疾病得到控制后再给予内分泌药物维持治疗。目前尚无证据支持化疗联合内分泌治疗给药可延长患者生存期,即临床不建议化疗联合内分泌治疗的给药方式。

(5)选择内分泌治疗前,应判断患者是否真正意义的绝经,对绝经前接受辅助化疗期间复发或转移的患者,停经不能作为判断绝经的依据。

(6)CDK4/6 抑制剂跨线使用的证据有限,应谨慎选择。

6. 内分泌治疗耐药问题 内分泌治疗耐药分为原发性和继发性内分泌治疗耐药。原发性内分泌治疗耐药指术后辅助内分泌治疗 2 年内出现复发或转移，或晚期乳腺癌一线内分泌治疗 6 个月内出现疾病进展；继发性内分泌治疗耐药指术后辅助内分泌治疗超过 2 年出现复发或转移，或辅助内分泌治疗结束后 12 个月内出现复发或转移，或晚期乳腺癌一线内分泌治疗超过 6 个月出现疾病进展。

7. 肿瘤闪烁现象 部分患者在内分泌治疗的 2～4 周时可能会出现肿瘤增大现象，在有骨转移的患者中较为常见。通常表现为：肿瘤增大、骨痛加重、皮肤损害的红斑，碱性磷酸酶、CEA、CA15-3 升高，短暂的高钙血症，骨扫描的弥散吸收增加，这是一种肿瘤的闪烁现象（tumor flare）。临床医生应慎重判断是否病情进展，应密切观察，继续治疗或及时换药。

二、ER 阳性 /HER2 阳性晚期乳腺癌内分泌治疗

一般首选抗 HER2 治疗联合化疗。针对少部分不适合化疗、肿瘤进展缓慢、单纯骨转移或软组织转移且激素受体高表达的患者，可首先考虑抗 HER2 治疗联合芳香化酶抑制剂治疗作为绝经后 ER 阳性 /HER2 阳性晚期乳腺癌患者的一线治疗选择。选择方案包括单靶或双靶联合内分泌治疗。抗 HER2 多线治疗后失败的患者，也可以选择抗 HER2 治疗联合 CDK4/6 抑制剂联合内分泌治疗。无论首选抗 HER2 治疗联合化疗还是首选抗 HER2 治疗联合内分泌治疗，对达到 CR、PR、SD 患者，一般不采用单纯内分泌药物作为维持治疗方案，临床应采用抗 HER2 治疗联合内分泌治疗药物作为维持治疗方案。若治疗后肿瘤完全缓解时限较长，

也可暂时中断抗 HER2 治疗,待复发后再行抗 HER2 治疗,以减轻患者经济负担。总之,抗 HER2 治疗联合内分泌治疗应考虑既往内分泌治疗效果、病情发展速度、肿瘤病灶位置、肿瘤负荷及患者意愿等多方面因素谨慎给予。

参考文献

[1] 国家肿瘤质控中心乳腺癌专家委员会,中国抗癌协会乳腺癌专业委员会,中国抗癌协会肿瘤药物临床研究专业委员会.中国晚期乳腺癌规范诊疗指南(2020 版).中华肿瘤杂志,2020,42(10):781-797.

[2] 中国抗癌协会乳腺癌专业委员会.中国抗癌协会乳腺癌诊治指南与规范(2021 年版).中国癌症杂志,2021,31(10):954-1040.

[3] CSCO 专家委员会.CSCO 乳腺癌诊疗指南(2021 版).[2023-04-15]. http://meeting.csco.org.cn/MUser/CscoPeriodical/.

[4] FINN R S,MARTIN M,RUGO H S,et al. Palbociclib and Letrozole in advanced breast cancer. N Engl J Med,2016,375(20):1925-1936.

[5] GOETZ M P,TOI M,CAMPONE M,et al. MONARCH 3:Abemaciclib as initial therapy for advanced breast cancer. J Clin Oncol,2017,35(32):3638-3646.

[6] HORTOBAGYI G N,STEMMER S M,BURRIS H A,et al. Updated results from MONALEESA-2,a phase Ⅲ trial of first-line ribociclib plus letrozole versus placebo plus letrozole in hormone receptor-positive,HER2-negative advanced breast cancer. Ann Oncol,2018,29(7):1541-1547.

[7] XU B,ZHANG Q,ZHANG P,et al. Dalpiciclib or placebo plus fulvestrant in hormone receptor-positive and HER2-negative

advancedbreast cancer:a randomized,phase 3 trial.Nature Medicine,2021,27(11):1904-1909.

[8] BERGH J,JONSSON P E,LIDBRINK E K,et al. FACT:an open label randomized phase Ⅲ study of fulvestrant and anastrozole in combination compared with anastrozole alone as first-line therapy for patients with receptor-positive postmenopausal breast cancer. J Clin Oncol,2012,30(16):1919-1925.

[9] BURRIS H A,LEBRUN F,RUGO H S,et al. Health-related quality of life of patients with advanced breast cancer treated with everolimus plus exemestane versus placebo plus exemestane in the phase 3,randomized,controlled,BOLERO-2 trial. Cancer,2013,119(10):1908-1915.

[10] CHIA S,GRADISHAR W,MAURIAC L,et al. Double-blind, randomized placebo controlled trial of fulvestrant compared with exemestaneafter prior nonsteroidal aromatase inhibitor therapy in postmenopausal women with hormone receptor-positive,advanced breast cancer:results from EFECT. J Clin Oncol,2008,26(10):1664-1670.

[11] KAUFMAN B,MACKEY J R,CLEMENS M R,et al. Trastuzumab plus anastrozole versus anastrozole alone for the treatment of postmenopausal women with human epidermal growth factor receptor 2-positive,hormone receptor-positive metastatic breast cancer:results from the randomized phase Ⅲ TAnDEM study. J Clin Oncol,2009,27(33):5529-5537.

第三节　晚期乳腺癌靶向治疗

一、HER2 阳性晚期乳腺癌靶向治疗

HER2阳性乳腺癌占整体乳腺癌患者的20%～30%,

由于 HER2 是乳腺癌的驱动基因,HER2 阳性常常预示患者预后差。随着针对 HER2 靶点的抗 HER2 药物的不断涌现,HER2 阳性乳腺癌患者的不良预后正在被逆转。HER2 阳性晚期乳腺癌的治疗强调以抗 HER2 治疗为基础,在抗 HER2 治疗的基础上联合化疗、内分泌治疗或其他靶向治疗药物。

1. 适应证及治疗原则

(1)对于 HER2 阳性[IHC(+++)或 ISH 显示 HER2 基因扩增]的晚期乳腺癌患者,除非患者存在禁忌证,否则都应尽早开始抗 HER2 治疗。HER2 状态未明确,应慎重决定是否使用抗 HER2 治疗。

(2)复发转移性乳腺癌患者应尽量再次检测 HER2,以明确复发转移灶的 HER2 状态。对病情发展不符合 HER2 状态特点的患者,更应重新检测 HER2 表达,既可以是原发病灶,也可以是复发转移灶。

(3)当原发灶和转移灶检测结果不一致时,只要有一次 HER2 阳性,就应推荐相应的抗 HER2 治疗。

(4)曲妥珠单抗与帕妥珠单抗双靶向治疗联合化疗应作为一线治疗标准方案,若条件不允许,也可考虑曲妥珠单抗单靶向治疗联合化疗。

(5)对于 HER2 阳性/HR 阳性的晚期乳腺癌患者,优先考虑抗 HER2 治疗联合化疗,对于达到疾病稳定的患者,化疗停止后,可考虑使用 HER2 靶向治疗联合内分泌药物维持治疗。部分不适合化疗或进展缓慢的患者也可首先考虑抗 HER2 治疗联合内分泌治疗。

(6)患者接受抗 HER2 治疗联合化疗时,有效化疗应持续 6～8 周期,化疗停止后,建议抗 HER2 维持治疗。HER2 靶向维持治疗最佳时间尚不明确,应权衡治疗疗效、耐受性及经济负担等情况决定。如患者获得完全缓解,可以在病情完全缓解后数年,部分患者暂停抗 HER2 治疗,待病情再度进展后可恢复使用曾获益的抗 HER2 药物治疗。

(7) HER2 阳性晚期乳腺癌脑转移发生率较高,治疗过程中出现脑转移,根据目前循证医学的证据,优先推荐 T-DXd(DS8201)、tucatinib、吡咯替尼。如果颅外病灶未进展,经有效的局部治疗后,也可考虑继续使用原全身治疗方案。

2. HER2 阳性晚期肿瘤的一线治疗选择

(1)一线治疗方案首选曲妥珠单抗和帕妥珠单抗联合紫杉类药物,也可联合其他化疗药物,如卡培他滨、吉西他滨、长春瑞滨等。鉴于曲妥珠单抗联合蒽环类药物治疗可导致心脏毒性发生率增加,不推荐作为晚期一线治疗选择。CLEOPATRA 研究证实,在曲妥珠单抗联合紫杉类药物的基础上加用帕妥珠单抗,可进一步延长患者的无进展生存时间和总生存时间,曲妥珠单抗+帕妥珠单抗双靶+化疗 vs 曲妥珠单抗+化疗,PFS 显著延长 6.3 个月(18.7 个月 vs 12.4 个月),OS 显著延长 16.3 个月(57.1 个月 vs 40.8 个月)。临床中选择化疗用药时应考虑既往治疗、联合用药的毒性,根据不同患者情况选择联合或单药的化疗方案。PHILA 研究显示,在曲妥珠单抗联合多西他赛的基础上加用吡咯替尼,也可进一步延长患者的 PFS(24.3 个月 vs 10.4 个月),OS 数据仍在随访中。

(2)辅助治疗使用过曲妥珠单抗±帕妥珠单抗治疗的晚期乳腺癌患者,建议所有患者仍应继续抗 HER2 治疗。辅助治疗未使用过曲妥珠单抗±帕妥珠单抗,或靶向治疗结束后大于 12 个月复发转移的 HER2 阳性晚期乳腺癌,选用一线抗 HER2 治疗方案。对停用曲妥珠单抗或者双靶治疗小于 12 个月的或在辅助靶向治疗期间内复发的患者可选用二线抗 HER2 治疗方案,如吡咯替尼联合卡培他滨、T-DM1 等。

（3）对于 HER2 阳性 /HR 阳性的患者,如不适合化疗或病情进展缓慢者,可以考虑抗 HER2 治疗联合内分泌药物作为一线治疗选择。

3. 经曲妥珠单抗治疗后疾病进展的二线治疗选择　经抗 HER2 治疗病情进展后,仍应持续使用抗 HER2 靶向治疗,临床研究显示继续抑制 HER2 通路能够持续给患者带来生存获益。目前将曲妥珠单抗耐药分为原发性耐药和获得性耐药。原发耐药定义为:一线治疗转移性乳腺癌后 3 个月内或在治疗 8～12 周进行首次影像学评估时进展;或曲妥珠单抗辅助治疗后 12 个月内出现复发转移。获得性耐药定义为:含曲妥珠单抗方案治疗曾经有效,6 个月后出现疾病进展。当一线治疗后病情进展时,可选择以下治疗策略。

（1）恩美曲妥珠单抗:EMILIA 研究结果显示,与拉帕替尼联合卡培他滨相比,恩美曲妥珠单抗（T-DM1）治疗组的患者中位 PFS 延长达 9.6 个月,中位 OS 达到 30.9 个月,亚组的亚洲人群中 OS 可以达到 34.3 个月,降低 57.2% 死亡复发风险。

（2）吡咯替尼联合卡培他滨:吡咯替尼是我国自主研发的小分子酪氨酸激酶抑制剂,PHOEBE 研究是一项吡咯替尼联合卡培他滨对比拉帕替尼联合卡培他滨用于晚期 HER2 阳性乳腺癌二线治疗的临床研究,结果显示吡咯替尼联合卡培他滨比对照组显著延长患者的 PFS（中位 PFS 分别为 12.5 个月和 6.8 个月）,无论患者既往是否使用过曲妥珠单抗,均能从中获益。因此,对于曲妥珠单抗和紫杉类药物治疗失败的患者,尽管拉帕替尼联合卡培他滨是国际标准二线方案,但吡咯替尼联合卡培他滨是二线治疗的优选方案。

（3）继续使用曲妥珠单抗,更换其他化疗药物:曲妥珠单抗治疗疾病进展的转移性 HER2 阳性乳腺癌，继续使用抗 HER2 治疗，更换化疗药物，包括长春瑞滨、卡培他滨、吉西他滨、白蛋白结合型紫杉醇、多柔比星脂质体等。

（4）DS8201 是一种新型靶向抗 HER2 ADC 类药物：DESTINY-Breast03 二线研究结果显示，对曲妥珠单抗和紫杉类药物治疗失败的 HER2 阳性晚期乳腺癌患者，研究者评估的中位 PFS，T-DXd 组和 T-DM1 组分别为 28.8 个月和 6.8 个月，与 T-DM1 相比，DS8201 明显降低疾病进展及死亡风险，且在不同激素受体、帕妥珠单抗经治、疾病转移等亚组中均显示一致的 PFS 获益。DS8201 已成为 NCCN、ESMO 等国际指南推荐的晚期HER2 阳性二线治疗方案。

4. HER2 阳性晚期乳腺癌三线及以后的治疗选择

（1）大分子单抗与小分子 TKI 联合应用：HER2CLIMB研究评估了曲妥珠单抗＋图卡替尼＋卡培他滨用于经曲妥珠单抗、帕妥珠单抗、T-DM1 治疗后 HER2 阳性转移性乳腺癌患者的疗效和安全性。结果显示，与曲妥珠单抗＋卡培他滨相比，曲妥珠单抗＋图卡替尼＋卡培他滨可显著降低疾病进展或死亡风险，OS 延长 4.5个月，图卡替尼联合方案也可显著降低脑转移患者疾病进展或死亡风险。提示在经治 HER2 阳性转移性乳腺中，曲妥珠单抗＋图卡替尼＋卡培他滨是一种很有效的联合方案。EGF104900 研究证实曲妥珠单抗联合拉帕替尼双靶较曲妥珠单抗可显著延长患者的 PFS，且 PFS 维持 6 个月以上的患者比例也显著高于单靶治疗组，两者分别为 28% 及 13%（P=0.003），可作为曲妥珠单抗耐药后的治疗选择之一。多项曲妥珠单抗＋吡咯替尼＋化疗的临床研究正在进行中，最终的结果可能会改变目前的临床实践。

（2）奈拉替尼：奈拉替尼是另一种泛 HER 抑制剂。NALA 研究显示，对于既往接受过≥2 种靶向治疗的转移性 HER2 阳性乳腺癌患者，奈拉替尼＋卡培他滨相较拉帕替尼＋卡培他滨可显著延长 PFS（8.8 个月 vs 6.6 个月），可作为多线抗 HER2 治疗失败后的选择之一。

（3）FC 段优化的曲妥珠单抗：Margetuximab 是对曲妥珠单抗的 FC 段进行了改构，增强了 ADCC 效应。Sophia 研究显示对于经过多线抗 HER2 治疗失败的患者，Margetuximab 联合化疗较曲妥珠单抗联合化疗显著降低疾病进展或死亡的风险（$P=0.033$；中位 PFS 分别为 5.8 个月和 4.9 个月）。因此，Margetuximab 被 FDA 批准用于治疗已接受过 2 种或 2 种以上抗 HER2 靶向治疗失败的转移性 HER2 阳性乳腺癌患者，但目前在中国尚未上市。

（4）其他 ADC 类药物：SYD985 是曲妥珠单抗与多卡霉素的偶联物。TULIP 研究显示，对于曾经接受过 2 种方案治疗或前线 T-DM1 耐药的患者，与医生选择的方案相比，SYD985 治疗可显著改善 PFS（7 个月 vs 4.9 个月），可能为既往经治的局部晚期或转移性 HER2 阳性患者提供新的治疗选择。

我国自主研发的 ADC 类药物 RC48 在 HER2 阳性和 HER2 低表达晚期乳腺癌中表现出较好的疗效，最终的研究结果还未披露。国内有多项自主研发的其他 ADC 类药物正在进行临床研究，可能会为我国 HER2 阳性晚期乳腺癌患者带来更多的生存获益。抗 HER2 领域的新药研发快，鼓励患者进入相应临床试验以争取最大的生存获益。

二、HER2 低表达晚期乳腺癌靶向治疗

T-DXd 的问世打破了传统以 HER2 状态二元区分

乳腺癌分型的判定,将 HER2(IHC 2+/FISH-)或 IHC 1+ 定义为 HER2 低表达。由于 HER2 低表达存在异质性,建议对于可获取的多发转移灶病变进行多点活检明确 HER2 表达状态。DESTINY-Breast04 研究结果显示接受 T-DXd 治疗组患者相较于医生选择方案组患者显著延长 PFS(9.9 个月 vs 5.1 个月)和 OS(23.4 个月 vs 16.8 个月)。目前,T-DXd 已在中国获批 HER2 低表达晚期乳腺癌适应证。同时,NCCN 指南也推荐 T-DXd 作为 HER2 低表达晚期乳腺癌患者的二线优选治疗方案(1 级证据)。

三、三阴性乳腺癌靶向治疗

随着新型药物的不断涌现,拓展了晚期三阴性乳腺癌的治疗选择。戈沙妥珠单抗是一种靶向 Trop-2 的新型 ADC 药物,用于不可切除或转移性三阴性乳腺癌患者的二线治疗。IMMU-132-01、IMMU-132-05 (ASCENT)、EVER-132-001 等多项临床研究证实,针对二线及以上转移性三阴性乳腺癌患者,与单药化疗相比,戈沙妥珠单抗在患者的 ORR、PFS、OS 等临床指标上均取得显著获益。对于初始受体状态呈阳性,在疾病进展或转移后受体状态发生"阳转阴"的三阴性乳腺癌患者中,ASCENT 研究证实戈沙妥珠单抗治疗也取得了显著的临床获益。

此外,TROPiCS-02 研究结果显示戈沙妥珠单抗与单药化疗相比也可为经治 HR 阳性/HER2 阴性晚期乳腺癌患者带来 OS 获益(14.4 个月 vs 11.2 个月)。基于 TROPiCS-02、ASCENT 临床研究,NCCN 指南也推荐戈沙妥珠单抗作为 HR 阳性/HER2 阴性内脏危象或内分泌治疗复发患者二线治疗的 I 类首选方案。

四、常用靶向治疗方案

1.以曲妥珠单抗为基础的治疗方案

曲妥珠单抗＋帕妥珠单抗＋多西他赛方案：

多西他赛 75～100mg/m^2,i.v.,第 1 天

曲妥珠单抗 8mg/kg(首剂),后续 6mg/kg,i.v.,第 1 天

帕妥珠单抗 840mg i.v.(首剂),后续 420mg,iv,第 1 天

21 天为 1 个周期

曲妥珠单抗＋多西他赛＋卡培他滨方案：

多西他赛 75mg/m^2,i.v.,第 1 天

卡培他滨 1 000mg/m^2 p.o.,每天 2 次,第 1～14 天

曲妥珠单抗 8mg/kg(首剂),后续 6mg/kg,i.v.,第 1 天

21 天为 1 个周期

曲妥珠单抗＋多西他赛方案：

多西他赛 75～100mg/m^2,i.v.,第 1 天

曲妥珠单抗 8mg/kg(首剂),后续 6mg/kg,i.v.,第 1 天

21 天为 1 个周期

曲妥珠单抗＋紫杉醇方案：

紫杉醇 80mg/m^2,i.v.,每周 1 次

曲妥珠单抗 4mg/kg(首剂),后续 2mg/kg,i.v.,每周 1 次,或曲妥珠单抗 8mg/kg(首剂),后续 6mg/kg,i.v.,第 1 天,每 3 周 1 次

曲妥珠单抗＋紫杉醇＋卡铂方案：

紫杉醇 80mg/m^2,i.v.,第 1、8、15 天

卡铂 AUC=2,i.v.,第 1、8、15 天

曲妥珠单抗 4mg/kg(首剂)2mg/kg(后续),i.v.,每周 1 次

28 天为 1 个周期

曲妥珠单抗＋长春瑞滨方案：

长春瑞滨 25mg/m^2,i.v.,第 1、8、15 天

曲妥珠单抗 4mg/kg（首剂）2mg/kg（后续），i.v.，每周 1 次

28 天为 1 个周期

2. 以曲妥珠单抗为基础的抗 HER2 治疗失败后可选择的方案

T-DXd（DS8201）方案：

5.4mg/kg，i.v.，第 1 天，每 3 周 1 次

T-DM1 方案：

3.6mg/kg，i.v.，第 1 天，每 3 周 1 次

吡咯替尼 + 卡培他滨方案：

吡咯替尼 400mg，p.o.，每天 1 次，第 1～21 天

卡培他滨 1 000mg/m²，p.o.，每天 2 次，第 1～14 天

21 天为 1 个周期

拉帕替尼 + 卡培他滨方案：

拉帕替尼 1 250mg，p.o.，每天 1 次，第 1～21 天

卡培他滨 1 000mg/m²，p.o.，每天 2 次，第 1～14 天

21 天为 1 周期

奈拉替尼 + 卡培他滨方案：

奈拉替尼 240mg，p.o.，每天 1 次，第 1～21 天

卡培他滨 1 000mg/m²，p.o.，每天 2 次，第 1～14 天

21 天为 1 周期

曲妥珠单抗 + 拉帕替尼方案：

拉帕替尼 1 250mg，p.o.，每天 1 次，第 1～21 天

曲妥珠单抗 4mg/kg（首剂），后续 2mg/kg，i.v.，每周 1 次

或曲妥珠单抗 8mg/kg（首剂），后续 6mg/kg，i.v.，第 1 天

21 天为 1 个周期

戈沙妥珠单抗方案：

戈沙妥珠单抗 10mg/kg，i.v.，第 1、8 天，21 天为 1 个周期

参考文献

[1] WARDLEY A M, PIVOT X, MORALES-VASQUEZ F, et al. Randomized phase Ⅱ trial of first-line trastuzumab plus docetaxel and capecitabine compared with trastuzumab plus docetaxel in HER2-positive metastatic breast cancer. J Clin Oncol, 2010, 28 (6): 976-983.

[2] KAUFMAN B, MACKEY J R, CLEMENS M R, et al. Trastuzumab plus anastrozole versus anastro-zole alone for the treatment of postmenopausal women with human epidermal growth factor receptor 2-positive, hormone receptor-positive metastatic breast cancer: results from the randomized phase Ⅲ TAnDEM study. J Clin Oncol, 2009, 27 (33): 5529-5537.

[3] JOHNSTON S, PIPPEN JR J, PIVOT X, et al. Lapatinib combined with letrozole versus letrozole and placebo as first-linetherapy for postmenopausal hormone receptor-positive metastatic breast cancer. J Clin Oncol, 2009, 27 (33): 5538-5546.

[4] SWAIN S M, BASELGA J, KIM S B, et al. Pertuzumab, trastuzumab, and docetaxel in HER2-posttive metastatic breast cancer. New Engl J Med, 2015, 372 (8): 724-734.

[5] VERMA S, MILES D, GIANNI L, et al. Trastuzumab emtansine for HER2-positive advanced breast cancer. N Engl J Med, 2012, 367 (19): 1783-1791.

[6] XU B, YAN M, MA F, et al. Pyrotinib plus capecitabine versus lapatinib plus capecitabine for the treatment of HER2-positive metastatic breast cancer (PHOEBE): a multicentre, open-label, ran-domised, controlled, phase 3 trial. Lancet Oncol, 2021, 22 (3): 351-360.

[7] CAMERON D, CASEY M, PRESS M, et al. A phase Ⅲ randomized

comparison of lapatinib plus capecitabine versus capecitabine alone in women with advanced breast cancer that has progressed on trastuzumab:updated efficacy and biomarker analyses.Breast Cancer Res Treat,2008,112(3):533-543.

[8] CORTES J,KIM S B,CHUNG W P,et al. LAB1 Trastuzumab deruxtecan(DS8201)vs trastuzumab emtansine(T-DM1)in patients(Pts)with HER2+ metastatic breast cancer(mBC): Results of the randomized phase Ⅲ DESTINY-Breast03 study. Annals of Oncology,2021,32:S1287-S1288.

[9] MURTHY RK,LOI S,OKINES A,et al.Tucatinib,trastuzumab, and capecitabine for HER2-positive metastatic breast cancer.N Engl J Med,2020 382(7):597-609.

[10] BLACKWELL K L,BURSTEIN H J,STORNIOLO A M,et al. Randomized study of Lapatinib alone or in combination with trastuzumab in women with ErbB2-positive,trastuzumab-refractory metastatic breast cancer. J Clin Oncol,2010,28(7): 1124-1130.

[11] SAURA C,OLIVEIRA M,FENG Y H,et al.Neratinib plus capecitabine versus lapatinib plus capecitabine in HER2-positive metastatic breast cancer previously treated with≥2 HER2-directed regimens:Phase Ⅲ NALA Trial. J Clin Oncol, 2020,38(27):3138-3149.

[12] RUGO H S,IM S,CARDOSO F,et al.Efficacy of margetuximab vs trastuzumab in patients with pretreated ERBB2-positive advanced breast cancer. JAMA Oncol,2021,7(4):573-584.

[13] MANICH C S,O'SHAUGHNESSY J,AFTIMOS P G,et al. LBA15 Primary outcome of the phase Ⅲ SYD985. 002/ TULIP trial comparing [vic-]trastuzumab duocarmazine to physician's choice treatment in patients with pre-treated HER2-positive locally advanced or metastatic breast cancer.

Annals of oncology, 2021, 32: S1288.

[14] XU B, MA F, WANG T, et al. A Phase IIb, single arm, multicenter trial of sacituzumab govitecan in Chinese patients with metastatic triple-negative breast cancer who received at least two prior treatments. Int J Cancer, 2023, 152(10): 2134-2144.

[15] MODI S, JACOT W, YAMASHITA T, et al. Trastuzumab deruxtecan in previously treated HER2-low advanced breast cancer. N Engl J Med, 2022; , 387(1): 9-20.

[16] BARDIA A, MAYER I A, VAHDAT L T, et al. Sacituzumab govitecan-hziy in refractory metastatic triple-negative breast cancer. N Engl J Med, 2019, 380(8): 741-751.

[17] BARDIA A, HURVITZ S A, TOLANEY S M, et al. Sacituzumab govitecan in metastatic triple-negative breast cancer. N Engl J Med, 2021, 384(16): 1529-1541.

[18] RUGO H S, BARDIA A, MARME F, et al. Overall survival (OS) results from the phase III TROPiCS-02 study of sacituzumab govitecan (SG) vs treatment of physician's choice (TPC) in patients (pts) with HR+/HER2− metastatic breast cancer (mBC). Annal Oncol, 2022, 33(suppl 7): LBA76.

第六章　乳腺癌相关辅助用药原则与规范

第一节　止吐治疗

乳腺癌抗肿瘤治疗(包括化疗、分子靶向药物治疗、阿片类止痛治疗、放疗以及手术等)和复发转移引发的合并症都可能导致患者恶心呕吐。恶心呕吐对患者的身心具有明显的负面影响,降低患者的生活质量和治疗依从性,严重时不得不终止抗乳腺癌治疗。因此,积极、合理地预防和处理乳腺癌相关的恶心呕吐,对提高乳腺癌患者生活质量和保证治疗顺利进行具有重要意义。止吐治疗的目的是预防乳腺癌相关恶心呕吐。止吐药物的选择应基于所采用的治疗的催吐风险、之前止吐药物的应用和患者本身因素。乳腺癌患者发生的呕吐在病因学上的分类包括两种,即疾病相关性呕吐和治疗相关性呕吐。疾病相关性呕吐由疾病本身所造成,如脑转移、胃肠道梗阻、前庭功能障碍、电解质紊乱、尿毒症、胃排空障碍、恶性腹水以及心因性呕吐等;而治疗相关性呕吐则由针对肿瘤治疗所产生的不良反应导致,主要包括化疗、分子靶向治疗、放疗、阿片类药物止痛治疗以及肿瘤切除术后所致。

一、乳腺癌相关呕吐的处理

(一)疾病相关性呕吐的处理

1. 明确呕吐原因,针对原因进行治疗,如脑转移者给予脱水、放疗,胃肠道梗阻者给予胃肠减压,低钠血症者给予补液、补钠纠正离子紊乱等处理。

2. 非特异性的恶心呕吐,给予奥氮平、多巴胺受体拮抗剂或苯二氮䓬类药物,尤其适用于焦虑所致的恶心呕吐。

3. 顽固性恶心呕吐,可使用 5- 羟色胺受体拮抗剂和 / 或抗胆碱能药物和 / 或抗组胺药物,糖皮质激素,持续止吐药物滴注,安定类药物甚至吗啡类药物。针灸和镇静剂也可考虑。

4. 注意剧烈呕吐有可能引起上消化道出血,应该在加强止吐治疗同时积极给予补液、抑酸治疗,另须注意电解质平衡。

(二)治疗相关性呕吐的处理

不同抗肿瘤药物的催吐风险不同,口服抗乳腺癌药物的催吐分级可分为中 - 高度(奥拉帕利、依托泊苷和吡咯替尼等)和轻微 - 低度(卡培他滨、甲氨蝶呤和依维莫司等);静脉抗乳腺癌药物的催吐分级可分为高度(顺铂、多柔比星或表柔比星 + 环磷酰胺、环磷酰胺 $\geqslant 1\,500mg/m^2$、卡铂 $AUC \geqslant 4$、多柔比星 $\geqslant 60mg/m^2$、表柔比星 $>90mg/m^2$ 和戈沙妥珠单抗等)、中度(卡铂 $AUC<4$、环磷酰胺 $<1\,500mg/m^2$、伊立替康、德曲妥珠单抗和甲氨蝶呤 $\geqslant 250mg/m^2$ 等)、低度(多西他赛、氟尿嘧啶、吉西他滨、白蛋白结合型紫杉醇、艾立布林和 T-DM1 等)和轻微(贝伐单抗、曲妥珠单抗、帕妥珠单抗和帕博利珠单抗等)(表 6-1、表 6-2)。需要加强患者的全程管理,按照药物的催吐风险及患者的自身因素个体化选择止吐方案,在整个治疗全程防治恶心呕吐的发生。口服和静脉给药的 5-HT$_3$ 受体拮抗剂在给予合适剂量时具有相同的效力。

表 6-1 常用口服抗乳腺癌药物的催吐分级

催吐风险	药物	
中 - 高度 （呕吐发生率 ≥30%）	环磷酰胺[≥100mg/(m²·d)] 依托泊苷 长春瑞滨	奥拉帕利 吡咯替尼
轻微 - 低 （呕吐发生率 <30%）	卡培他滨 环磷酰胺[<100mg/(m²·d)] 甲氨蝶呤 依维莫司 拉帕替尼 西达本胺	哌柏西利 瑞波西尼 阿贝西利 阿培利司 他拉唑帕尼 达匹西利

表 6-2 常用静脉抗乳腺癌药物的催吐分级

催吐风险	药物（静脉给药）	
高度 （致呕率>90%）	顺铂 多柔比星或表柔比星 + 环磷酰胺（AC） 环磷酰胺≥1 500mg/m² 卡铂 AUC≥4	多柔比星≥60mg/m² 表柔比星>90mg/m² 戈沙妥珠单抗
中度 （致呕率 30%～90%）	卡铂 AUC<4 环磷酰胺<1 500mg/m² 伊立替康 德曲妥珠单抗（T-Dxd）	甲氨蝶呤≥250mg/m² 多柔比星<60mg/m² 表柔比星≤90mg/m²
低度 （致呕率 10%～30%）	多西他赛 多柔比星（脂质体） 氟尿嘧啶 吉西他滨 甲氨蝶呤 50～250mg/m²	紫杉醇 白蛋白结合型紫杉 醇 艾立布林 T-DM1
轻微 （致呕率<10%）	贝伐单抗 曲妥珠单抗 帕妥珠单抗 帕博利珠单抗 度伐利尤单抗	长春瑞滨 右丙亚胺（右雷佐 生） 甲氨蝶呤<50mg/m² 阿替利珠单抗

1. **分类**　按照发生时间,化疗所致恶心呕吐(chemotherapy-induced nausea and vomiting,CINV)通常可以分为急性、延迟性、预期性、暴发性及难治性5种类型。

(1)急性恶心呕吐:一般发生在给药数分钟至数小时,并在给药后5~6小时达高峰,但多在24小时内缓解。

(2)延迟性恶心呕吐:多在化疗24小时之后发生,常见于顺铂、卡铂、环磷酰胺和多柔比星化疗时,可持续数天。

(3)预期性恶心呕吐:在前一次化疗时经历了难以控制的CINV之后,在下一次化疗开始之前即发生的恶心呕吐,是一种条件反射,主要由于精神、心理因素等引起。恶心比呕吐常见。由于年轻患者往往比老年患者接受更强烈的化疗,并且控制呕吐的能力较差,容易发生预期性恶心呕吐。

(4)暴发性呕吐:即使进行了预防处理但仍出现的呕吐,并需要进行"解救性治疗"。

(5)难治性呕吐:在以往的化疗周期中使用预防性和/或解救性止吐治疗失败,而在接下来的化疗周期中仍然出现呕吐。

2. 治疗原则

(1)预防为主:在肿瘤相关药物治疗开始前,应充分评估呕吐发生风险,制订个体化的呕吐防治方案。如在化疗前给予预防性的止吐治疗,对于接受高度和中度催吐风险药物进行化疗的患者,在末剂化疗后恶心、呕吐风险分别至少持续3天和2天。因此在整个风险期,均需对呕吐予以防护。

(2)止吐方案的选择:主要应基于抗肿瘤治疗药物的催吐风险、既往患者使用止吐药物的经历以及患者本身因素。

（3）对于多药方案,应基于催吐风险最高的药物来选择止吐药物。联合应用若干种止吐药物能够更好地控制恶心和呕吐,特别是采用高度催吐化疗时。对于三阴性乳腺癌患者,在化疗中添加免疫检查点抑制剂（checkpoint inhibitor,CPI）不会改变指南基于所用药物催吐风险的止吐方案推荐。单独使用或与另一种 CPI 联合使用的治疗方案是最低限度的致吐剂,不需要常规使用预防性止吐剂。

（4）在预防和治疗呕吐的同时,还应该注意避免止吐药物的不良反应。

（5）良好的生活方式也能缓解恶心和呕吐,例如少吃多餐、选择健康有益的食物、控制食量、不吃冰冷或过热的食物等。

（6）应注意可能导致或者加重肿瘤患者恶心呕吐的其他影响因素。

化疗药物、方案和患者自身状况均可影响 CINV 的发生。年龄（小于 50 岁）、女性、既往恶心呕吐史、焦虑、疲乏、晕车、生活质量低下和低酒精摄入史等因素均可增加 CINV 的发生概率。在以上多种相关因素中,性别、年龄、低酒精摄入和晕车是急性 CINV 的相关因素,化疗类型、年龄较轻及女性是发生 CINV 的独立风险因素。

3. 预防

（1）高度催吐性化疗方案所致恶心呕吐的预防:推荐在化疗前采用三联方案,包括单剂量 5-HT$_3$ 受体拮抗剂、地塞米松和 NK-1 受体拮抗剂。三联方案对于含有顺铂及环磷酰胺联合多柔比星或表柔比星联合方案所致恶心呕吐预防推荐均为 1 类证据,其中 NK-1 受体拮抗剂需口服 3 天（第 1 天:125mg,第 2 天:80mg,第

3天:80mg),地塞米松用4天(第1天:12mg,以后每天8mg,连用3天)。奥氮平具有镇静和抗焦虑作用,对于镇静、嗜睡风险较小,可考虑在三联止吐方案基础上加用奥氮平,剂量为每天5～10mg,连用4天(1类证据)。在中国人群的研究显示:沙利度胺联合帕洛诺司琼加地塞米松对初治化疗患者的延迟性恶心呕吐也有很好的预防作用,在减轻厌食方面也有优势。是较为经济预防方案,推荐为1类证据。

(2)中度催吐性化疗方案所致恶心呕吐的预防:首选 5-HT$_3$ 受体拮抗剂联合地塞米松的二联方案(1类证据),地塞米松需应用3天(第1天:12mg,以后每天8mg,连用2天)。对于有焦虑和抑郁倾向的患者可以在二联方案基础上加用奥氮平(剂量为每天5～10mg,连用3天)(1类证据),对于伴有其他风险因素,且既往 5-HT$_3$ 受体拮抗剂联合地塞米松治疗失败的患者可以在二联方案基础上加 NK-1 受体拮抗剂(1类证据)。

(3)低度催吐性化疗方案所致恶心呕吐的预防:建议使用单一止吐药物,如地塞米松、5-HT$_3$ 受体拮抗剂预防呕吐(2A)。

(4)轻微催吐性化疗方案所致恶心呕吐的预防:对于无恶心呕吐史的患者,不必在化疗前常规给予止吐药物(2A)。尽管恶心和呕吐在该催吐水平药物治疗中并不常见,但如果患者发生呕吐,后续化疗前仍建议给予高一个级别的止吐治疗方案(2A)。

(5)多日化疗所致恶心呕吐的预防:5-HT$_3$ 受体拮抗剂联合地塞米松是预防多日化疗所致 CINV 的标准治疗,通常主张在化疗期间每天使用 5-HT$_3$ 受体拮抗剂,地塞米松应连续使用至化疗结束后2～3天(2A)。对于高度催吐性或延迟性恶心呕吐高风险的多日化疗方案,可以考虑加入阿瑞匹坦(2A)。应用帕博利珠单抗联合化疗的患者,止吐方案应需按照化疗药物的催吐风险常规应用包括地塞米松在内的止吐方案。同时,还需要注意的是,常用止吐药物甲氧氯普胺属于多巴胺受体拮抗剂,能阻断下丘脑多巴胺受体,抑制催乳素抑制因子,可促进催乳素的分泌,而高催乳素血症同乳腺肿瘤之间的关系尚不明确,因此不建议对乳腺癌患者使用甲氧氯普胺。化疗所致恶心呕吐预防概要见表 6-3、表 6-4、表 6-5。

表 6-3　预防静脉抗肿瘤药物所致恶心呕吐概要

催吐风险	止吐方案	证据/推荐级别
高度 (呕吐发生率>90%)	5-HT$_3$RA+DXM+NK-1RA± 奥氮平 帕洛诺司琼+DXM+沙利度胺	1 1
中度 (呕吐发生率 30%～90%)	5-HT$_3$RA+DXM 5-HT$_3$RA+DXM+奥氮平 5-HT$_3$RA+DXM+NK-1RA[b]	1 1 1
低度 (呕吐发生率 10%～30%)	5-HT$_3$RA;DXM;氯丙嗪	2A
轻微 (呕吐发生率<10%)	无常规预防	2A

注:5-HT$_3$RA,5-HT$_3$ 受体拮抗剂;DXM,地塞米松;NK-1RA,NK-1 受体拮抗剂;有胃部疾病的患者应加用 H$_2$ 受体拮抗剂或质子泵抑制剂。

表 6-4　预防口服抗肿瘤药物所致恶心呕吐概要

催吐风险	止吐方案	证据/推荐级别
高度-中度	每天口服 5-HT$_3$RA	2A
低度-轻微	无常规预防,必要时给予 5-HT$_3$RA 或氯丙嗪	2A

表 6-5　止吐药物的分类、作用机制、代表性药物及用药剂量

分类	作用机制	代表药物
5-HT$_3$ 受体拮抗剂	阻断 5-HT 与 5-HT$_3$ 受体相结合	昂丹司琼 8～16mg i.v./16～24mg p.o.、阿扎司琼 10mg i.v./p.o.、多拉司琼 100mg p.o.、格拉司琼 3mg i.v./2mg p.o. 或 3.1mg/24h 透皮贴剂、托烷司琼 5mg i.v./p.o.、雷莫司琼 0.3mg i.v.、帕洛诺司琼 0.25mg i.v./0.5mg p.o.
NK-1 受体拮抗剂	特异性阻断 NK-1 受体与 P 物质的结合	阿瑞匹坦 125mg p.o.(第 1 天),80mg p.o.(第 2、3 天)、福沙匹坦 150mg i.v.(第 1 天)、复方奈妥匹坦 / 帕洛诺司琼 300mg/0.5mg p.o.(第 1 天)
糖皮质激素	机制尚不明确,涉及多方面,可能包括抗炎作用,与神经递质 5- 羟色胺、NK-1 和 NK-2 受体蛋白、α 肾上腺素等的相互作用	地塞米松* 3.75～12mg i.v./p.o.
多巴胺受体拮抗剂	抑制中枢催吐化学感受区的多巴胺受体	甲氧氯普胺 10～20mg i.v./p.o. 氟哌啶醇 0.5～2mg i.v./p.o.
非典型抗精神病药物	与 5-HT$_3$ 受体、5-HT$_6$ 受体、多巴胺受体、组胺 H$_1$ 受体等多种受体具有高亲和力,从而发挥止吐作用	奥氮平 5～10mg p.o. 连用 3～4 天

续表

分类	作用机制	代表药物
苯二氮䓬类药物	通过加强GABA对GABA受体的作用,产生镇静、催眠、抗焦虑等作用	劳拉西泮0.5～2mg i.v./p.o. 阿普唑仑0.5～2mg p.o.
吩噻嗪类药物	主要阻断脑内多巴胺受体发挥抗组胺作用,大剂量时直接抑制呕吐中枢,兼有镇静作用	丙氯拉嗪10mg p.o./i.v.、异丙嗪12.5～25mg i.m./p.o.
其他	降低髓质和胃组织中P物质水平,兼有镇静作用	沙利度胺100mg,每天2次,p.o.,连用5天

注:p.o. 口服(peros);i.v. 静脉给药(intravenous)

* 三联止吐方案:地塞米松第1天,12mg i.v./p.o.,第2～4天,8mg p.o.;二联止吐方案:地塞米松第1天,12mg i.v./p.o.,第2～3天,8mg p.o.。

在使用中高致吐风险化疗方案且已行预防性止吐的人群中,可收集性别、年龄、饮酒史、孕吐史、前庭功能障碍、体表面积、化疗致吐风险及止吐方案等信息,尝试利用已有部分国内数据支持的列线图(图6-1)来个体化预测患者CINV的发生概率。

目前,也有一些预测工具,比如http://www.riskcinv.org/,可以在线预测单个药物的呕吐风险或者基于患者个体特征、治疗方案的呕吐风险。

4. 解救性治疗　解救性治疗的基本原则是酌情给予不同类型的止吐药物。

(1)重新评估药物催吐风险、疾病状态、并发症和治疗;注意各种非化疗相关性催吐原因,如脑转移、电解质紊乱、肠梗阻、肿瘤侵犯至肠道或其他胃肠道异常,合并应用阿片类镇痛药或其他合并症。重新审视上一次无效的止吐方案,考虑更换止吐药物。

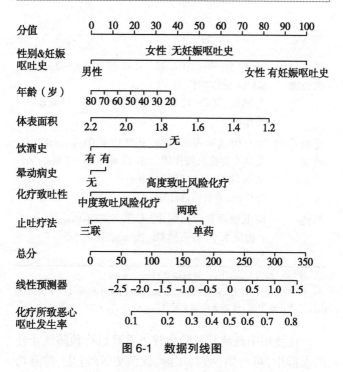

图 6-1　数据列线图

（2）保证足够的液体供应，供给足够热量，维持水、电解质平衡，纠正酸碱失衡。

（3）如果呕吐患者口服给药难以实现，可以经直肠或静脉给药；必要时选择多种药物联合治疗，同时可以选择不同方案或不同途径。

（4）针对催吐风险确定给予患者的最佳治疗方案。若初始三联方案疗效不佳，考虑在治疗方案中加入奥氮平，由原来三联方案（5-HT$_3$RA+DXM+NK-1RA）改为四联方案；既往未用过 NK-1 受体拮抗剂者，可加用 NK-1 受体拮抗剂；应用含有沙利度胺的三联方案；调整 5-HT$_3$ 受体拮抗剂的种类、剂量及频率，增加抗焦虑药，如劳拉西泮和阿普唑仑，除 5-HT$_3$ 受体拮抗剂外，可选择其他药物辅助治疗，包括屈大麻酚、大麻隆、氟哌啶醇、东莨菪碱、丙氯拉嗪和异丙嗪等（均为 2A 推荐）。NK-1 受体拮抗剂、5-HT$_3$ 受体拮抗剂、地塞米松和奥氮平 4 种药物组合可提供给接受大剂量化疗和干细胞或骨髓移植治疗的成人。

5. 预期性恶心呕吐的治疗　预期性恶心呕吐发生率一般随着化疗次数的增加而升高。且一旦发生，治疗较为困难，所以预防其发生最为关键，预防途径是尽可能在每周期化疗中控制急性和迟发性恶心呕吐的发生，同时避免异味等不良环境因素刺激。行为治疗，尤其是渐进式肌肉放松训练、系统脱敏疗法和催眠，可用于治疗预期性恶心呕吐。苯二氮䓬类可以降低预期性恶心呕吐的发生，但其有效性随化疗的持续而倾向于下降。可用药物有阿普唑仑和劳拉西泮等。

6. 难治性恶心呕吐的治疗　目前，尚无随机、双盲试验在此类情况下对止吐药物的应用进行研究。对于难治性恶心呕吐患者，相关治疗可参见"解救性治疗"。对于既往未预防性接受奥氮平的成人，除了继续标准止吐方案外，还应提供奥氮平。但仍出现恶心或呕吐且已接受奥氮平治疗的成人，除了继续服用外，还可能会给予不同类别的药物。

7. 同步放化疗所致呕吐的预防和治疗　同步放化疗乳腺癌患者应根据化疗的催吐强度来接受预防性止吐药物治疗。

二、放疗所致恶心呕吐的处理

根据不同照射部位的催吐风险不同，乳腺放疗属于轻微催吐性风险，因此无须常规进行预防性给药，可考虑使用 5-HT$_3$ 受体拮抗剂作为补救治疗。

三、阿片类药物所致恶心呕吐的处理

恶心呕吐是阿片类药物最常见的不良反应。呕吐中枢接受来自阿片、$5\text{-}HT_3$、$5\text{-}HT_4$、多巴胺 D_2、胆碱能及组胺等多种受体组成的化学感应带的刺激,可能是阿片类药物导致恶心呕吐的主要原因。推荐以 $5\text{-}HT_3$ 受体拮抗剂、地塞米松或氟哌啶醇的一种或两种作为首选预防药(2A)。如果仍发生恶心呕吐,可叠加另一种药物(2B),或对顽固性恶心呕吐加用小剂量吩噻嗪类药、抗胆碱药(东莨菪碱),或阿瑞匹坦(C)。已证明作用机制不同的药物可发挥相加或协同作用(2A)。不同 $5\text{-}HT_3$ 受体拮抗剂的疗效相似。NK-1 受体拮抗剂阿瑞匹坦,对阿片类药物所致恶心呕吐的治疗作用与 $5\text{-}HT_3$、地塞米松及氟哌啶醇相似。

四、肿瘤切除手术所致恶心呕吐的处理

术后恶心呕吐(postoperative nausea and vomiting,PONV)的高危因素如表 6-6 所示。其中女性、有晕动病或 PONV 病史、非吸烟酗酒、使用阿片类或曲马多等药物镇痛以及年轻是主要的 PONV 危险因素。具备上述任一种情况者即为低危患者,具备 2 种情况为中危患者,3 种或 3 种以上即为高危患者。药物预防和治疗原则:①对有危险因素的患者,应根据危险因素的多少酌情采用 1~3 种止吐药物进行预防;②无论是预防或治疗,不同作用机制的止吐药物合用,作用相加而不良反应无明显叠加,联合用药的防治作用均优于单一用药;③增加药物剂量或重复使用同作用机制的药物,往往不能显著提高防治恶心呕吐效果;④预防用药应考虑药物起效和持续作用时间,一般应于手术结束前给予静脉负荷量,以后再持续或依据作

用时间间断给药(表6-7)。

表6-6 术后恶心呕吐高危因素

患者因素	女性 非吸烟酗酒 有术后恶心呕吐史 晕动病史 年轻 术前有焦虑或胃排空障碍者
麻醉因素	术中和术后使用阿片类或曲马多镇痛药 使用氧化亚氮、硫喷妥钠、依托咪酯或氯胺酮麻 术中缺氧,低血压或容量不足
手术因素	手术时间长,尤其是持续3小时以上的手术 某些部位或类型手术(腹腔镜手术、胃肠道手术、神经外科手术、头面部整形手术等)

表6-7 术后恶心呕吐的预防和治疗的药物推荐

一线药物	糖皮质激素[1]、5-HT$_3$受体拮抗剂[2]、丁酰苯类[3]
二线药物	小剂量氯丙嗪[4]、阿瑞匹坦、帕洛诺司琼、东莨菪碱透皮贴剂[5]

注:[1]地塞米松发挥作用约需3小时,应在术前、术中或给予阿片类药物以前给药,常用剂量5~10mg,每天2次;甲泼尼龙,20~40mg/d。[2]昂丹司琼每6~8小时4~8mg,或格拉司琼2mg,每天1~2次,或多拉司琼100mg/d。[3]氟哌利多15~25mg/d;氟哌啶醇10~15mg/d。[4]氯丙嗪因可引起血管扩张、血压下降和深度镇静,昏睡,仅用于顽固性术后恶心呕吐且用量应小(每次5~10mg)。[5]需在手术前或手术结束前4小时给予,作用可持续72小时。

五、止吐药物的不良反应及处理

1. 便秘 便秘是5-HT$_3$受体拮抗剂最常见的不良反应。处理方法:①饮食活动指导;②腹部按摩;③针灸或艾灸,如足三里等穴位;④药物防治,乳果糖、麻仁丸和番泻叶等缓泻剂或使用开塞露等;⑤用药无效时,可直接经肛门将直肠内粪块掏出,或用温盐水低压灌肠,但对颅内压增高者慎用。

2. 腹胀　腹胀是应用止吐药物的不良反应之一。处理方法:①轻度腹胀,不需特殊处理。明显腹胀则应禁食、胃肠减压、肛管排气及应用解痉剂。②中医治疗,如灌肠、按摩、针刺或艾灸。③腹胀严重导致肠麻痹时间较长,可应用全肠外营养,用生长抑素减少消化液的丢失,也可进行高压氧治疗置换肠腔内的氮气,减轻症状。

3. 头痛　是 5-HT$_3$ 受体拮抗剂的常见不良反应。处理方法:①当频率较低、强度不强时,可用热敷;②按摩:抚摩前额,揉太阳穴,做干洗脸动作;③针灸:太阳、百会、风府、风池等穴位,或灸法气海、足三里、三阴交等穴位;④药物治疗:在头痛发作时给予解热镇痛药,重症者可用麦角胺咖啡因。

六、对症支持及护理宣教

1. 环境与支持　制造愉悦的环境,转移患者的注意力,有助于稳定情绪,减轻恶心呕吐症状。此外,家庭护理、社会因素与癌症患者的生活质量和生存期具有明显的相关性,因此,对于乳腺癌患者的心理治疗尤为重要。应积极做好患者家属和周围人群的健康教育,形成良好的社会支持系统,多安慰和鼓励患者。

2. 营养支持　加强饮食护理,制订饮食计划,调整饮食方式,少食多餐,在治疗前后 1～2 小时避免进食。呕吐频繁时,在 4～8 小时内禁饮食,必要时可禁食延长至 24 小时后再缓慢进流质饮食。注意维持电解质平衡。

3. 中医药治疗 尤其在预防延迟性呕吐具有一定的优势。中西医药物综合治疗常可以提高急性呕吐的控制率,并且提高延迟性呕吐的控制率。

参考文献

[1] HESKETH P J, KRIS M G, BASCH E, et al.Antiemetics : ASCO Guideline Update.J Clin Oncol, 2020, 38(24): 2782-2797.

[2] BAYO J, FONSECA P J, HERNANDO S, et al.Chemotherapy-induced nausea and vomiting: pathophysiology and therapeutic principles. Clin Transl Oncol, 2012, 14(6): 413-422.

[3] 上海市抗癌协会癌症康复与姑息专业委员会. 化疗所致恶心呕吐全程管理上海专家共识(2018年版). 中国癌症杂志, 2018, 28(12): 15.

[4] NCCN clinical practice Guidelines in oncology(Guideline). NCCN Antiemesis.2022.V1.[2023-04-15]. https://www.nccn.org/professionals/physician_gls/pdf/breast-chinese.pdf.

[5] 姜文奇, 巴一, 冯继锋, 等. 肿瘤药物相关恶心呕吐防治中国专家共识(2019年版). 中国医学前沿杂志(电子版), 2019, 11(11): 16-26.

[6] HU Z, LIANG W, YANG Y, et al. Personalized estimate of chemotherapy-induced nausea and vomiting: development and external validation of a nomogram in cancer patients receiving highly/moderately emetogenic chemotherapy. Medicine (Baltimore), 2016, 95(2): e2476.

[7] ZHANG L, QU X, TENG Y, et al.Efficacy of thalidomide in preventing delayed nausea and vomiting induced by highly emetogenic chemotherapy: a randomized, multicenter, double-blind, placebo-controlled phase III trial(CLOG1302 study). J Clin Oncol, 2017, 35: 3558-3565.

［8］中国抗癌协会癌症康复与姑息治疗专业委员会,中国临床
肿瘤学会抗肿瘤药物安全管理专家委员会.肿瘤治疗相关
呕吐防治指南(2014 版),临床肿瘤学杂志,2014 年,19(3):
263-273.

第二节 粒细胞集落刺激因子治疗

一、粒细胞集落刺激因子的作用与分类

粒细胞集落刺激因子(granulocyte colony stimulating
factor,G-CSF)是一种促进中性粒细胞生长的细胞因
子。G-CSF 的作用主要是刺激骨髓释放未成熟的中性
粒细胞,促进幼稚的前体中性粒细胞分化成熟,同时增
加外周血中性粒细胞中的毒性颗粒,增强中性粒细胞
吞噬病原体、产生过氧化物以及杀灭细菌的能力。

G-CSF 可包括普通短效剂型重组人粒细胞集落刺
激因子(recombinant human granulocyte colony stimulating
factor,rhG-CSF)及半衰期更长的聚乙二醇化重组人粒
细胞刺激因子(polyethylene glycol recombinant human
granulocyte colony stimulating factor,PEG-rhG-CSF),两者
均是防治肿瘤放化疗引起的中性粒细胞减少的有效药
物,能最大程度地避免中性粒细胞减少性发热(febrile
neutropenia,FN)的发生。

二、临床应用

(一)预防性使用

1. 一级预防 所谓一级预防是指首次使用化
疗药物后,在预计患者会出现中性粒细胞减少时,预
防性使用 G-CSF。对于 FN 风险大于 20% 的高风险
化疗方案,建议预防性使用 G-CSF。对于 FN 风险在

10%～20% 的中风险化疗方案,如有年龄>65 岁且接受足剂量强度化疗、既往化疗或放疗、持续性中性粒细胞减少、肿瘤累及骨髓、近期外科手术或开放性损伤、肝肾功能不全、既往发生过 FN、恶性血液淋巴系统疾病、慢性免疫抑制(如 HIV 感染)、营养 / 体能状况差等自身风险因素时,建议预防性使用 G-CSF。FN 风险小于 10% 的低风险化疗方案,不建议预防性使用 G-CSF。

2. 二级预防　二级预防是指第二周期和后续周期化疗前对患者进行风险评估,如果前一个化疗周期中患者发生 FN 或剂量限制性中性粒细胞减少,则下一个化疗周期可以考虑预防性使用 G-CSF。其目的是保证原方案的顺利进行,维持化疗的强度,避免化疗剂量的降低和化疗时间的推迟。尤其适用于需保证足剂量、高密度化疗策略的支持治疗(细胞增殖快且对化疗药物非常敏感的肿瘤,如高度恶性淋巴瘤、小细胞肺癌、睾丸精原细胞瘤等)。

(二)治疗性使用

治疗性使用 G-CSF 是指对已经出现中性粒细胞减少的患者使用 G-CSF 治疗。对于已经接受预防性短效 rhG-CSF 治疗的患者出现 FN 后应继续给予短效 rhG-CSF 治疗;但是接受预防性长效 PEG-rhG-CSF 治疗的患者则一般不建议额外给予短效 rhG-CSF 治疗,但如果中性粒细胞绝对值(absolute neutrophil count,ANC)<0.5×10^9/L,持续时间≥3 天,也可考虑使用短效 rhG-CSF 进行补救治疗。

对于未接受预防性 rhG-CSF 或 PEG-rhG-CSF 使用的患者,若存在发生感染相关并发症的风险因素时则须接受 rhG-CSF 治疗。参考指征为:①脓毒症;②年龄>65 岁;③ ANC<1.0×10^9/L;④中性粒细胞减少持续时

间预计>10天;⑤感染性肺炎或临床上有记载的其他感染;⑥侵袭性真菌感染;⑦住院期间发热;⑧既往发生过FN。

（三）放疗

接受单纯放疗后出现粒细胞缺乏且预计持续时间较长时,可给予rhG-CSF治疗。既往rhG-CSF在同步放化疗中使用有一定的争议。但随着放疗技术的发展,靶区周围正常组织的照射减少,降低了放疗诱发的不良反应的发生率。国内外指南已逐步取消了PEG-rhG-CSF在同步放化疗中预防性使用的限制。现建议在密切监测患者血液学指标的情况下,参照化疗相关中性粒细胞减少的一级预防、二级预防原则以及治疗原则,对同步放化疗所致的中性粒细胞减少及相关FN进行合理预防和治疗。

三、用法用量

（一）短效制剂

rhG-CSF推荐剂量为5μg/(kg·d)(通常取整至最接近药瓶规格),皮下或静脉注射给药。建议持续给药,直至ANC从最低点恢复至正常或接近正常水平(ANC回升至$2.0×10^9$/L以上)。作为预防性使用时,rhG-CSF建议于化疗后次日或最长至化疗后3~4天内开始使用且建议使用时间≥7天。

（二）长效制剂

PEG-rhG-CSF具有较长的半衰期,可以实现单次剂量给药而非每天给药。推荐剂量为成人6mg固定剂量或100μg/kg个体化剂量(最大剂量为6mg),皮下注射给药。仅作为预防性使用,建议每周期化疗结束24小时后使用1次,推荐与下一周期化疗间隔时间至少为12天。基于已有临床证据,PEG-rhG-CSF可用于3

周或 2 周化疗方案后中性粒细胞减少的预防，但每周
化疗方案不推荐使用。使用长效 G-CSF 预防中性粒细
胞减少的患者通常无须检测血常规。具体药物用法用
量与用药须知见表 6-8。

表 6-8　药物用法用量与用药须知

药物	用法用量 *	用药须知 *
rhG-CSF	非格司亭 5μg/(kg·d)，皮下或静脉注射给药；来格司亭 2μg/(kg·d)，皮下给药或 5μg/(kg·d) 静脉给药	不良反应：发热、腰背部疼痛、氨基转移酶升高、皮疹、过敏等。 禁用：对 rhG-CSF 和 PEG-rhG-CSF 及对大肠埃希菌表达的其他制剂过敏者，严重肝、肾、心、肺功能障碍者，未控制的骨髓性白血病患者 慎用：孕妇、哺乳期及过敏体质者、髓系细胞系统的恶性增殖患者
PEG-rhG-CSF	6mg 固定剂量，或 100μg/kg 剂量（最大剂量为 6mg）	不良反应：骨关节及肌肉疼痛、头痛、发热、疲乏、肝肾功能异常、注射部位反应、白细胞增多等；罕见不良反应有脾破裂、急性呼吸窘迫综合征、严重过敏反应、镰状细胞病危象、肾小球肾炎、毛细血管渗漏综合征等 禁用：对 rhG-CSF 和 PEG-rhG-CSF 及对大肠埃希菌表达的其他制剂过敏者，严重肝、肾、心、肺功能障碍者 慎用：孕妇、哺乳期及过敏体质者、髓系恶性肿瘤和脊髓发育不良

注：* 不同商品间用量及不良反应偶有不同，使用前请查阅商品说明书。

四、注意事项

（一）不良反应及其处理

G-CSF 主要不良反应包括注射部位反应、发热、乏力和流感样症状。骨关节及肌肉疼痛见于 10%～30% 的患者,多为轻度疼痛,一般可不予以处理,严重者可给予对乙酰氨基酚和非甾体抗炎药控制症状。若疼痛难以缓解则需考虑降低 G-CSF 使用剂量。偶有血清谷丙转氨酶、谷草转氨酶、乳酸脱氢酶、血肌酐、尿素氮升高。轻度的过敏反应可表现为皮疹、荨麻疹、颜面水肿、呼吸困难、心动过速及低血压,多在使用本品 30 分钟内发生,应马上停用,经抗组织胺、皮质激素、支气管解痉剂和 / 或肾上腺素等处理后症状可迅速消失。

其他罕见不良反应有①严重过敏反应:大多发生在初次给药,因发生罕见,故无须常规抗过敏处理。发生严重过敏反应的患者应永久停止用该类药物。②脾脏破裂:罕见但有潜在生命危险。医生应密切监测患者有无左上腹痛、肩部疼痛、恶心、呕吐、全血细胞进行性减少等异常。③其他:包括肺毒性、急性呼吸窘迫综合征、镰状细胞病患者发生镰状细胞危象、肾小球肾炎、毛细血管渗漏综合征等。

（二）使用时机

由于快速分裂的骨髓细胞对细胞毒化疗具有潜在敏感性,为了避免较为严重骨髓抑制,在本次化疗结束 24 小时内以及下一次化疗前数日内应该停用 G-CSF。同理,对于放疗照射野中含有大量活跃骨髓的患者,也应慎重给予 G-CSF 治疗。

参考文献

[1] 中国临床肿瘤学会指南工作委员会.肿瘤放化疗相关中性粒细胞减少规范化管理指南.中华肿瘤杂志,2017,39(11):11.

[2] 史艳侠,邢镨元,张俊,等.肿瘤化疗导致的中性粒细胞减少诊治专家共识(2019年版).中国医学前沿杂志(电子版),2019,11(12):86-92.

[3] 中国医师协会放射肿瘤治疗医师分会,中华医学会放射肿瘤治疗学分会,中国抗癌协会肿瘤放射治疗专业委员会.同步放化疗期间应用聚乙二醇化重组人粒细胞刺激因子中国专家共识(2020版).国际肿瘤学杂志,2021,48(1):11-17.

[4] BECKER P S,GRIFFITHS E A,ALWAN L M,et al. NCCN guidelines insights:hematopoietic growth factors,version 1.2020. J Natl Compr Canc Netw,2020,18(1):12-22.

[5] MAHTANI R,JEFFREY C,SINÉAD-M F,et al. Prophylactic pegfilgrastim to prevent febrile neutropenia among patients receiving biweekly(Q2W)chemotherapy regimens:a systematic review of efficacy,effectiveness and safety. BMC Cancer,2021,21(1):621.

[6] D'SOUZA A,ISHMAEL J,LANCE T,et al. Granulocyte Colony-stimulating factor administration:adverse events. Transfusion Medicine Reviews,2008,22(4):280-290.

[7] LAMBERTINI M,DEL MASTRO L,BELLODI A,et al. The five "Ws" for bone pain due to the administration of granulocyte-colony stimulating factors(G-CSFs). Crit Rev Oncol Hematol,2014,89(1):112-128.

［8］AAPRO M,LYMAN G H,BOKEMEYER C,et al. Supportive care in patients with cancer during the COVID-19 pandemic. ESMO Open,2021,6(1):100038.

第三节 乳腺癌骨转移相关治疗

一、乳腺癌骨转移的治疗策略

乳腺癌最常见的转移部位是骨骼,骨转移是一种全身性疾病。因此,骨转移治疗的主要目的是缓解疼痛,预防和延缓骨相关事件(skeletal related event,SRE)发生,改善生活质量。骨相关事件是指病理性骨折、脊髓压迫、为缓解骨痛进行的放疗,以及因病理性骨折进行的骨手术。骨转移的治疗方法包括局部治疗、全身治疗和辅助治疗,前两者是主要的针对性治疗手段。对于大部分乳腺癌骨转移患者,全身性抗肿瘤治疗和骨改良药物是最重要的治疗策略,而抗肿瘤治疗主要是分子分型指导下的化疗、靶向治疗和内分泌治疗等,对于所有初始确诊为骨转移的乳腺癌患者,即使是抗肿瘤治疗前,包括影像评估、转移灶活检和分子检测之前都可以首先给予骨改良药物,因为骨改良药物是骨转移患者的基础治疗药物,即使出现了骨相关事件后,仍然可以保留原有骨改良药物。

局部治疗是某些骨转移患者的主要治疗手段,这类患者往往骨转移初诊时或后期存在病理性骨折、脊髓压迫,或脊柱等承重部位骨质破坏范围广,今后存在骨折等 SRE 的风险。局部治疗根据部位、严重程度等不同选择手术、局部放疗、各类微创或成形术等。近年来,许多针对骨转移的新型姑息治疗方案不断涌现,例如立体定向体部放射治疗、椎体成形术、经皮椎弓根螺钉微创脊柱稳定术、髋臼成形术、栓塞术、热消融技术、电化学疗法、高强度聚焦超声以及放射性药物治疗等。这些治疗手段可能有助于从未接受过手术或放疗的患者。因此,乳腺癌骨转移治疗需要在多学科诊疗团队指导下进行,包括放射科医生、肿瘤学家和骨科或者整形外科医生等,并结合患者的一般状况、病理分型、肿瘤负荷及进展速度等综合评估,个体化制订综合的治疗方案,同时应注意治疗相关的不良反应。同时,在选择手术方法时必须考虑患者的预后、生活质量、术后功能和术后并发症的风险。骨转移的辅助治疗主要是止痛对症支持及康复治疗。

二、乳腺癌骨转移的局部治疗

乳腺癌骨转移局部治疗手段多样,放射治疗是乳腺癌骨转移十分有效的治疗方案,而且,治疗对患者机体的损伤相对较轻。在疗效方面,骨痛缓解快;并且可以明显减少或延缓承重骨发生病理性骨折,而病理性骨折是乳腺癌骨转移患者最不利的结局,其严重影响患者的生活质量和治疗价值。针对骨转移病灶局部放疗的适应证:有症状的骨转移灶,用于缓解疼痛及恢复功能;选择性用于负重部位骨转移的放疗,如脊柱或股骨部位的转移。而骨转移病灶的手术治疗则需要一定的指征,如病灶局部破坏十分严重,已经存在病理性骨折,或者局部放疗也无法改变结局,手术可最大程度、快速地解决肿瘤对神经的压迫、缓解疼痛,并给承重部位加固,恢复功能,提高患者的生活质量;脊柱和股骨等承重部位的孤立性转移,考虑到患者预后良好,易长期生存,局部手术治疗可以起到减瘤的效果,同时切除病灶病理结果也为明确诊断提供依据。可见,手术治疗通过提供稳定性的结构来缓解疼痛并恢复功能,从而允许立即负重。目前的手术治疗方式很多,如髓内钉、半关节置换术或全髋关节置换术和内假体重建等。在决定适当的手术干预之前,必须对患者的特征和肿瘤情况进行全面的评估。

三、乳腺癌骨转移的全身治疗

乳腺癌骨转移的全身治疗基础是选择有效的抗肿瘤治疗,并根据患者的原有分子分型、复发转移特征以及转移灶穿刺后的分子分型情况,决定后续全身抗肿瘤治疗选择,必要时对骨转移部分进行活检,尤其是骨转移为唯一转移灶的情况下。内分泌药物联合CDK4/6抑制剂成为大多数激素受体阳性晚期乳腺癌患者一、二线治疗的标准选择,而且一、二线的 PFS 分别达到 2 年以上和接近 18 个月;而化疗是那些激素受体阴性、无进展间期短、疾病进展迅速、合并内脏危象及多线内分泌治疗失败患者主要选择。对于三阴性乳腺癌,由于其分子靶点逐步明了,靶向药物层出不穷,如 PARP 抑制剂(基于 BRCA1/2 突变和 HRD)、抗血管生成药物、免疫检查点抑制剂、PAM 信号通路抑制剂等,基于分子检测指导下的精准治疗已经显著改善了这类患者的疗效和生存;对于晚期 HER2 阳性乳腺癌患者,现在的抗 HER2 靶向药物种类和药物选择余地十分多,如各种单抗类、小分子 TKI 和 ADC药物等。

乳腺癌、前列腺癌、多发性骨髓瘤和肺癌等实体肿瘤很容易转移到骨骼中,常常导致骨骼溶解和骨质破坏,伴随有复杂的微环境,溶骨性改变有时可能是致命的,严重影响患者的生活质量。全身性给予双膦酸盐(bisphosphonate,BP)或地舒单抗等骨改良药物是这类溶骨性骨转移的常规治疗,但其长期使用后的毒副作用(如下颌骨坏死、低钙血症、肾毒性等)不可忽视。其主要的潜在机制是肿瘤细胞介导的破骨细胞活化,而破骨细胞的功能通常是吸收骨。因此,除了控制恶性肿瘤细胞生长与增殖外,能够抑制破骨细胞活性的药物,有助于治疗恶性骨溶解。此外,实验证据表明,双膦酸盐通过抑制参与骨转移发展的机制(肿瘤侵袭、肿瘤细胞黏附到骨基质)或通过诱导肿瘤细胞凋亡等机制治疗溶骨性改变。相关临床研究发现,双膦酸盐制剂可有效治疗恶性骨溶解引起的并发症。

1. 双膦酸盐　自 20 世纪 60 年代以来,双膦酸盐(BP)已被广泛研究,并用于治疗各种骨骼疾病,包括骨质疏松、佩吉特病、转移性骨病和多发性骨髓瘤等。机制研究发现,双膦酸盐通过螯合骨羟基磷灰石中存在的钙离子对骨具有不同程度的亲和力。双膦酸盐是体内焦磷酸盐的类似物,与骨有高度亲和力,优先转运至骨代谢活跃部位,可选择性抑制破骨细胞活性,诱导破骨细胞凋亡进而抑制骨破坏。作为各类骨疾病及钙代谢性疾病的一类新药物,能特异性与骨质中的羟基磷灰石结合,抑制破骨细胞活性,从而抑制骨质吸收。目前临床上的双膦酸盐是第一、二和三代共存,其活性、作用强度、给药方式、给药剂量和毒副作用谱等都各不相同,目前最常用的有氯屈膦酸、帕米膦酸、唑来膦酸和伊班膦酸等,都有治疗乳腺癌骨转移的适应证,可用于治疗和预防骨相关事件、治疗骨痛和高钙血症。其用法是,氯膦酸二钠 1 600mg/d,口服;或氯膦酸二钠注射液 300mg/d,静脉滴注连续 5 天(每次输注>2 小时),之后改为口服制剂;帕米膦酸 90mg,静脉滴注(输注>2 小时),每 3~4 周重复;唑来膦酸 4mg,静脉滴注

（>15 分钟），每 3～4 周重复；伊班膦酸 6mg，静脉滴注（>2 小时），每 3～4 周重复，部分骨痛较重急需改善生活质量的患者可采用冲击疗法，6mg/d，连续 3 天，之后每 3～4 周重复。在临床应用中，双膦酸盐为基础治疗，并可与放疗、化疗、内分泌治疗、靶向治疗、镇痛药联合使用。

2017 年，在科克伦数据库报告的一项系统综述提示，在患有乳腺癌骨转移的妇女中，双膦酸盐类药物与安慰剂组 / 非双膦酸盐类药物组相比，减少了 14% 的骨骼相关问题（RR 0.86，95% CI 0.78～0.95；P=0.003；共 9 项研究，2 810 名妇女参与）。无论是静脉注射或者口服，相比安慰剂组，双膦酸盐类药物均有优势。与安慰剂组 / 非双膦酸盐药物组相比，双膦酸盐类药物显著延缓骨相关事件（SRE）（P<0.000 01；共 9 项研究，2 891 名妇女参与），同时减少骨疼痛发生（11 项研究中有 6 项）。但是，双膦酸盐类药物使用似乎没有影响总生存率（RR 1.01，95% CI 0.91～1.11；P=0.85；7 项研究，1 935 名妇女）。与双膦酸盐类药物相比，地舒单抗使骨相关事件的发生风险降低了 22%（RR 0.78，0.72～0.85；P<0.001；3 项研究，2 345 名妇女参与）。同时，一项研究发现，地舒单抗和双膦酸盐类药物在总生存方面亦无显著差异。所有研究所报道的不良反应一般都比较温和，颌骨骨坏死也很少见，在辅助治疗中发生率小于 0.5%。

双膦酸盐主要的不良反应为流感样症状，包括寒战、发热、疲乏、骨关节和肌肉痛，还包括恶心、腹痛等消化道反应，低磷血症等。肾功能不良是少见的不良反应，建议使用双膦酸盐的患者每月检测肾功能。当患者肾功能不全时（肌酐清除率>30ml/min），应适当调整剂量或延长输注时间。下颌骨坏死是罕见的不良反应,见于长期接受双膦酸盐治疗的患者,尤其是近期接受过口腔手术的患者,使用前应对口腔病变进行预防性治疗,对于需要进行牙科有创操作的患者,手术前后3个月避免使用唑来膦酸。

使用双膦酸盐的患者应注意补充维生素 D 和钙剂,同时应重点关注患者的血肌酐、血清钙镁离子、磷酸盐的变化,注意口腔卫生,尽量避免有创的口腔手术包括拔牙在内,以减少颌骨坏死的风险。关于双膦酸盐的治疗时长,大多数研究显示,2 年的双膦酸盐十分安全,但由于骨转移患者始终存在骨相关事件的发生风险,因此,临床需要持续治疗以预防或延缓骨相关事件的发生,对于骨转移病灶稳定的情况下,可在 2 年后延长双膦酸盐的使用间隔,改为每 3 个月 1 次。但是,延长使用这类骨改良药物的临床获益及安全性尚无高级别循证医学证据,均是回顾性研究,因此,需要临床医生依据患者病情及耐受性,在定期监测下使用。若治疗过程中出现骨病灶进展或骨相关事件的发生,并不是停止使用双膦酸盐的依据,可考虑换用另一种双膦酸盐或者新型骨改良药物(如地舒单抗),并权衡获益与风险。

2. 地舒单抗注射液 地舒单抗(denosumab,又称AMC-162)主要成分是一种人免疫球蛋白 G2(IgG2)单克隆抗体,是一种有独特作用机制的骨吸收抑制剂,其特异性靶向核因子 κB 受体活化因子配体(receptor activator of NF-kB ligand,RANKL),抑制破骨细胞活化和发展,减少骨吸收,增加骨密度,用于预防绝经后妇女骨质疏松,用法是 60mg 皮下注射,每 6 个月 1 次。2010 年 11 月,美国 FDA 批准其(Xgeva)用于预防实体肿瘤骨转移患者 SRE 的发生,用法是 120mg,每 4 周1 次。2019 年 5 月 21 日,国家药品监督管理局(NMPA)

批准用于治疗不可手术切除或者手术切除可能导致严重功能障碍的骨巨细胞瘤。2020年11月20日,地舒单抗注射液在中国用于预防实体瘤骨转移及多发性骨髓瘤引起的SRE的新适应证上市申请获得NMPA批准,成为国内首个且唯一获批用于该适应证的RANKL抑制剂。其延缓骨转移患者SRE的疗效优于唑来膦酸,且安全性良好,其毒副反应谱与唑来膦酸基本类似,但相对较轻,只有下颌骨坏死(ONJ)在临床研究中的发生率相对较高,ONJ发生的中位时间为20.6个月,主要与暴露时间较长有关,大部分病例在最后一次给药后5个月内发生。和唑来膦酸治疗一样,拔牙史、口腔卫生差和/或使用牙科用具是其高危因素,确诊ONJ的患者年调整总发生率在治疗的第1年为1.1%,第2年为3.7%,此后为每年4.6%。

　　总之,对于乳腺癌骨转移患者,现今抗肿瘤药物已经使各个分子亚型晚期乳腺癌患者疗效与生存显著提高。除有效的全身抗肿瘤治疗手段外,针对骨转移病灶的治疗包括局部治疗和骨改良药物治疗,而骨改良药物治疗需贯穿骨转移治疗全程,但是,需权衡其长期应用的利弊,对于特殊人群的安全性管理不容忽视。

参考文献

[1] VAN POZNAK C H, TEMIN S, YEE G C, et al. American Society of Clinical Oncology executive summary of the clinical practice guideline update on the role of bone-modifying agents in metastatic breast cancer. J Clin Oncol, 2011, 29(9):1221-1227.

[2] BRITISH ASSOCIATION OF SURGICAL ONCOLOGY GUIDELINES. The management of metastatic bone disease in

the United Kingdom.The Breast Specialty Group of the British Association of Surgical Oncology. Eur J Surg Oncol,1999,25 (1):3-23.

[3] ROSSI L,LONGHITANO C,KOLA F,et al. State of art and advances on the treatment of bone metastases from breast cancer:a concise review. Chin Clin Oncol. 2020,9(2):18.

[4] TSUKAMOTO S,KIDO A,TANAKA Y,et al. Current Overview of treatment for metastatic bone disease. Curr Oncol,2021,28 (5):3347-3372.

[5] ERRANI C,BAZZOCCHI A,SPINNATO P,et al. What's new in management of bone metastases? Eur J Orthop Surg Traumatol,2019,29(7):1367-1375.

[6] HAYEK G,KASTLER B. Interventional radiology for treatment of bone metastases. Cancer Radiother,2020,24(5):374-378.

[7] KARATAS M,ZENGEL B,DURUSOY R,et al. Clinicopathologic features of single bone metastasis in breast cancer. Medicine (Baltimore),2021,100(1):e24164.

[8] ZENGEL B,KILIC M,TASLI F,et al. Breast cancer patients with isolated bone metastases and oligometastatic bone disease show different survival outcomes. Sci Rep,2021,11(1): 20175.

[9] CHENG X,WEI J,GE Q,et al. The optimized drug delivery systems of treating cancer bone metastatic osteolysis with nanomaterials. Drug Deliv,2021,28(1):37-53.

[10] ZAJĄCZKOWSKA R,KOCOT-KĘPSKA M,LEPPERT W, et al. Bone Pain in cancer patients:mechanisms and current treatment. Int J Mol Sci,2019,20(23):6047.

[11] O'CARRIGAN B,WONG M H,WILLSON M L,et al. Bisphosphonates and other bone agents for breast cancer.

Cochrane Database Syst Rev,2017,10(10):CD003474.

[12] OTTO S,PAUTKE C,VAN DEN WYNGAERT T,et al. Medication-related osteonecrosis of the jaw:Prevention, diagnosis and management in patients with cancer and bone metastases. Cancer Treat Rev,2018,69:177-187.

第四节　镇 痛 治 疗

一、癌症疼痛概述

癌症疼痛(cancer pain)是恶性肿瘤患者,包括乳腺肿瘤,最常见和难以忍受的症状之一;医务人员应当及时、充分、持续且有效地控制患者的疼痛。疼痛的病理生理机制主要包括伤害感受性疼痛和神经病理性疼痛。疼痛按发病持续时间可分为急性疼痛和慢性疼痛,癌症疼痛常为慢性疼痛;还有一种发作快速、持续时间短、程度剧烈的疼痛称为爆发性疼痛(以下简称"爆发痛");急性疼痛和慢性疼痛的肿瘤患者均可发生爆发痛。

根据癌症疼痛的引发原因大致可归为 3 类。

1. 肿瘤相关性疼痛　通常为肿瘤直接侵犯、压迫局部组织,或转移累及骨、内脏、软组织和神经等所致。

2. 抗肿瘤治疗相关性疼痛　常见于化疗引发的神经性病变,放疗引起的皮肤黏膜炎、破溃等,手术创伤操作及瘢痕等引起的疼痛。

3. 非肿瘤因素性疼痛　由于晚期肿瘤的其他并发症,如压疮、便秘等,或合并某些病变,如痛风、关节炎等,及社会心理因素等引起的疼痛。

癌症患者发生的疼痛一般为两种或两种以上的原因所导致。

二、癌症疼痛的评估

癌症疼痛(简称癌痛)评估是合理有效进行镇痛治疗的前提,应当遵循"常规、量化、全面、动态"的原则。癌症患者应常规接受疼痛筛查和评估,并进行相应的病历记录;对于有疼痛症状的癌症患者,应当将疼痛评估列入常规监测记录内容。

临床上可使用疼痛量化评估使用疼痛程度评估量表等量化标准来评估患者疼痛主观感受程度,需要患者密切配合。对于认知和交流能力均良好的患者,癌痛量化评估可使用视觉模拟评分量表(visual analogue scale,VAS)、数字评分量表(numeric rating scale,NRS)、语言评分量表(verbal rating scale,VRS)和面部表情疼痛评分量表(faces pain scale,FPS)等疼痛强度量表。对于无法进行语言交流的认知障碍或智力障碍患者,或存在意识障碍的机械通气患者则须使用特殊评估表或工具。

1. 视觉模拟评分量表 在白纸上画一条长10cm的直线,两端分别标记为"无痛"和"剧痛",即构成视觉模拟评分量表(VAS)。患者根据所感受的疼痛程度,在直线上做一记号,从起点至记号处的距离就是量化了的疼痛程度(图6-2)。

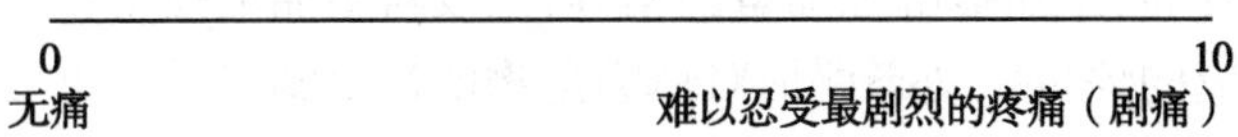

0

10

无痛

难以忍受最剧烈的疼痛(剧痛)

图6-2 视觉模拟评分量表

2. 数字评分量表 使用疼痛程度数字评分量表(NRS)对患者疼痛程度进行评估。将疼痛程度用数字0~10依次表示,0表示无疼痛,10表示最剧烈的疼痛。由患者自己选择最能代表自身疼痛程度的数字,或由医护人员询问,并根据患者对疼痛的描述选择相应的数字。按照疼痛对应的数字将疼痛程度分为(图 6-3):轻度疼痛(1～3),中度疼痛(4～6),重度疼痛(7～10)。

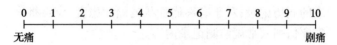

图 6-3 疼痛程度数字评分量表

3. 语言评分量表(VRS) 根据患者对疼痛的主诉,将疼痛分为轻度疼痛、中度疼痛、重度疼痛。①轻度疼痛:有疼痛,但可忍受,生活正常,睡眠未受干扰;②中度疼痛:疼痛明显,不能忍受,要求服用镇痛药物,睡眠受到干扰;③重度疼痛:疼痛剧烈,不能忍受,需服用镇痛药物,睡眠严重受到干扰,可伴自主神经功能紊乱或被动体位。

癌痛全面评估是指对癌症患者疼痛相关情况进行全面评估。评估内容包括:①评估疼痛强度;②评估疼痛性质(即鉴别伤害感受性疼痛与神经病理性疼痛);③评估患者焦虑/抑郁心理状态;④爆发痛的评估。

癌痛动态评估是指对患者疼痛的变化过程进行持续、动态的评价,包括疼痛的原因、部位、性质、程度、爆发痛、疼痛缓解和加重因素等,以及对镇痛治疗不良反应的评价。动态评估对镇痛药物的剂量滴定具有重要价值。

三、癌症疼痛的治疗

针对癌症疼痛应采取规范化、个体化的治疗原则。根据患者的病情,采用各类综合治疗方法,及时、充分、持续、有效地消除疼痛,达到提高患者生活质量的目的。乳腺癌患者的镇痛治疗主要包括两方面:晚期癌症患者镇痛和乳腺癌手术术后镇痛。

（一）晚期乳腺癌的镇痛治疗

1. 晚期乳腺癌镇痛的病因治疗　晚期乳腺癌通常因为肿瘤局部压迫或侵犯神经,或者脏器转移引起疼痛,因此需要针对肿瘤本身进行治疗,如手术、放疗、化疗、内分泌治疗、免疫治疗、介入治疗和中医药治疗等,可能减轻或消除疼痛。

2. 晚期乳腺癌镇痛的对症治疗　1984年,世界卫生组织癌症疼痛治疗专家委员会对于晚期癌症疼痛的患者,提出和推荐癌症疼痛三阶梯镇痛治疗方法。1993年5月,中华人民共和国卫生部也公布了我国的癌症三级镇痛阶梯疗法指导原则。2018年国家卫生健康委员会颁布了《癌症疼痛诊疗规范（2018年版）》。其基本原则如下:口服给药,按阶梯用药,按时用药,个体化给药,注意具体细节。

（1）三阶梯镇痛用药原则

1）首选口服用药或无创途径给药:口服用药途径是首选,除非需要快速镇痛,或患者存在口服给药的不良反应。口服镇痛作用通常60分钟达峰。镇痛药物无创途径给药,有利于癌症患者慢性疼痛长期用药,更为方便和经济。透皮贴剂给药,如芬太尼贴剂给药也是常用的无创给药途径,但发热、汗多、广泛性皮肤病患者慎用。经胃肠外持续输注、静脉给药或皮下给药,推荐用于无法吞咽或有阿片类药物肠道吸收障碍的患者。快速镇痛应静脉给药,镇痛作用15分钟达峰。

2）按时给药:对疼痛的处理采取主动预防用药。有规律按时给药可使血药浓度长期保持较恒定的有效治疗水平,保证最佳镇痛效果。镇痛药物应有规律按时给予,而不是疼痛开始时才给,下一次用药应在前一次药物药效消失之前给予,具体时长取决于药物的有效血液浓度时间,得以持续镇痛。

3)按阶梯给药:按疼痛程度给予镇痛强度不同的镇痛药物能更好地控制疼痛。轻度疼痛(1分≤NRS≤3分)用非阿片类±辅助药物,中度疼痛(4分≤NRS≤6分)用弱阿片类±非阿片类±辅助药物,重度疼痛(7分≤NRS≤10分)用强阿片类±非阿片类±辅助药物。除重度疼痛,一般从非阿片类开始用药,根据病情调整剂量,必要时从第三阶梯药物开始用药。

4)个体化给药:镇痛药物的选择、用量、给药时间等多方面存在较大的个体差异,根据患者具体情况个体化治疗,是安全有效治疗的基本保障。

5)注意具体细节:对使用镇痛药物的患者要注意监护,密切观察其疼痛缓解程度和副反应,注意药物联合应用时的相互作用,尽可能减少药物不良反应,以提高镇痛效果和患者生活质量。

(2)三阶梯镇痛治疗具体方案和药物选择

癌症镇痛药物主要有:NSAID和对乙酰氨基酚,阿片类药物和辅助药物。

第一阶梯:轻度疼痛(1分≤NRS≤3分)给予非阿片类(非甾体抗炎药)±辅助药物。常用药物包括对乙酰氨基酚(扑热息痛)、阿司匹林、双氯芬酸盐、酚咖片、布洛芬缓释胶囊、吲哚美辛、吲哚美辛控释片等。

第二阶梯:中度疼痛(4分≤NRS≤6分)给予弱阿片类±非甾体抗炎药和辅助药物。常用药物有可待因、布桂嗪、曲马多、曲马多缓释片、酒石酸二氢可待因控释片等。

第三阶梯:重度疼痛(7分≤NRS≤10分)给予强阿片类±非甾体抗炎药和辅助药物药。此阶梯常用药物有吗啡片、盐酸吗啡缓释片、硫酸吗啡缓释片和芬太尼透皮贴剂等。

对于初次使用阿片类药物镇痛的患者,建议按照如下原则进行滴定:使用吗啡即释片进行治疗;根据疼痛程度,拟定初始固定剂量5～15mg,口服,每4小时1次或按需给药;用药后疼痛不缓解或缓解不满意,应于1小时后根据疼痛程度给予滴定剂量(表6-9),密切观察疼痛程度、疗效及药物不良反应。第1天治疗结束后,计算次日药物剂量:次日总固定量=前24小时总固定量+前日总滴定量。次日治疗时,将计算所得的次日总固定量分6次口服,次日滴定量为前24小时总固定量的10%～20%。依法逐日调整剂量,直到疼痛评分稳定在0～3分。如果出现不可控制的药物不良反应,疼痛强度NRS<4分,应考虑将滴定剂量下调10%～25%,并且重新评价病情。当用药剂量调整到理想止痛及安全的剂量水平时,可考虑换用等效剂量的长效阿片类药物(表6-10)。

表6-9　剂量滴定增加幅度参考标准

疼痛强度(NRS)	剂量滴定增加幅度
7～10分	50%～100%
4～6分	25%～50%
2～3分	≤25%

表6-10　阿片类药物剂量换算表

药物	非胃肠给药	口服	等效剂量
吗啡	10mg	30mg	非胃肠道:口服=1:3
可待因	130mg	200mg	非胃肠道:口服=1:1.2 吗啡(口服):可待因(口服)=1:6.5

续表

药物	非胃肠给药	口服	等效剂量
羟考酮	10mg	—	吗啡(口服):羟考酮(口服)=1.5～2:1
芬太尼透皮贴剂	25μg/h(透皮吸收)	—	芬太尼透皮贴剂 μg/h,q.72h.剂量 =1/2× 口服吗啡 mg/d 剂量

常用辅助药物有①抗抑郁药:推荐使用三环类抗抑郁药,如去甲替林、阿米替林、多塞平。该类药物对于灼痛、麻木样疼痛,坠胀性疼痛,带状疱疹引起的疼痛,化疗药物外漏引起的神经病理性疼痛,疗效明显。②抗惊厥药:如加巴喷丁、卡马西平。对于神经损伤所致的撕裂痛、放电样疼痛、枪击样疼痛疗效较好。③糖皮质激素:如泼尼松、地塞米松,适用于癌症脑转移所致的脑水肿颅内压增高的头痛,肿瘤浸润脑脊膜等所致疼痛;但此类药物不宜长期使用,并应注意与非甾体抗炎药合用时存在不良反应叠加的问题。④局部外用药:利多卡因凝胶等。⑤苯二氮䓬类药物。⑥羟嗪类精神兴奋剂。⑦骨调节剂等。合用辅助药物可能更有效地缓解某些疼痛,还可能减少阿片类药物的用量,减少阿片类药物的不良反应。

其他非药物治疗:用于癌痛治疗的非药物治疗方法主要有介入治疗(包括神经阻滞/毁损术、神经电刺激疗法、脑室内/椎管内药物输注通道植入术等)、放疗、物理方法(按摩、冷/热敷、针灸等)、认知训练(催眠、放松、行为激活等)、社会心理支持治疗等。适当应用非药物疗法,可作为药物镇痛治疗的有益补充。

(3)常用镇痛药物的不良反应:NSAID 联合应用

并不会提高疗效,反而可能增加不良反应。NSAID 通常会引起消化性溃疡并出血、血小板功能障碍、肝肾功能损害和心脏毒性等不良反应,且与药物剂量和持续时间有关,因此使用 NSAID 和对乙酰氨基酚应定期进行相关风险评估和监测。

阿片类药物的有效性和安全性存在较大的个体差异,需要适时调整剂量,以获得最佳药效(既充分镇痛又无不可耐受的不良反应),称为剂量滴定。阿片类药物的不良反应很常见,主要包括便秘、恶心、呕吐、嗜睡、瘙痒、头晕、尿潴留、谵妄、认知障碍、呼吸抑制等,严重者可能危及生命。故需要重视并积极预防和处理阿片类药物的不良反应,使患者获益最大化。阿片类药物的不良反应大多会随着时间的推移而逐渐减轻。对患者、家属和照护者进行充分宣教,有利于不良反应的管理。

(二)乳腺癌术后的镇痛治疗

1. 乳腺癌术后早期镇痛治疗　乳腺癌术后早期,因为手术部位皮神经的离断,虽然创面广,但多无明显的疼痛,患者术后早期出现的疼痛,多为术后早期患者患侧上肢受限,肩周肌肉组织长期维持某种姿势所导致的肩周肌肉组织劳损引发的疼痛。治疗上主要是引导患者改变患侧肩关节姿势,适当增加相应的锻炼,并辅以按摩,严重者可口服非甾体抗炎药,如布洛芬、双氯芬酸等。

2. 乳腺癌术后遗留神经痛的药物治疗　乳腺癌手术创面较大,从皮下脂肪层到浅筋膜深层(胸大肌筋膜),内外侧多有肋间神经皮支穿出胸壁,手术过程中予以切断导致术后神经痛,或者因为化疗或放疗引起。神经病理性疼痛是由外周或中枢神经系统遭受伤害导致的。这种类型的疼痛可形容为灼痛、刀割样痛或电击样疼痛。神经病理性疼痛的范例包括椎管狭窄或糖尿病神经病变引起的疼痛,或作为化疗(如长春新碱)或放疗的不良反应。局部可给予解热镇痛类药物,如果疼痛明显,给予解热镇痛类药物后仍不能缓解,可使用普瑞巴林,但需要注意不良反应。

癌症疼痛治疗过程中,患者及其家属的理解和配合至关重要,应当有针对性地开展止痛知识宣传教育,鼓励患者主动如实描述疼痛的情况,在医师指导下进行止痛治疗,按要求规律服药,不宜自行调整镇痛方案和药物,密切观察、记录疗效和药物的不良反应,及时与医务人员沟通交流,调整治疗目标及治疗措施;应当定期复诊或遵嘱随访。良好的疼痛控制还需要多学科团队合作,建立肿瘤科、疼痛科、神经外科、骨外科、影像介入科、身心医学科、康复科、药学部、营养科等多学科参与的诊疗模式,根据具体情况为患者制订规范化、综合化和个体化的镇痛方案,注重人文关怀,最大限度满足患者的镇痛需要。

参考文献

[1] 中华人民共和国国家卫生健康委员会. 癌症疼痛诊疗规范(2018 年版). 临床肿瘤学杂志, 2018, 23(10): 937-944.

[2] National Comprehensive Cancer Network. NCCN clinical practice guidelines in Oncology: Adult Cancer Pain(V1.2021). [2023-04-15]. https://www.nccn.org/professionals/physician_gls/pdf/breast_harmonized-africa.pdf.

[3] 王昆. 癌性爆发痛专家共识(2019 年版). 中国肿瘤临床, 2019, 46(6): 267-271.

[4] 孙燕, 顾慰萍. 癌症三阶梯止痛指导原则. 2 版. 北京: 北京医科大学出版社, 2002.

［5］于世英,胡国清.肿瘤临床诊疗指南.3版.北京:科学出版社,2013.

［6］中国抗癌协会癌症康复与姑息治疗专业委员会(CRPC)难治性癌痛学组.难治性癌痛专家共识(2017年版).中国肿瘤临床,2017,44(16):787-793.